Mehtab Singh Kamal
Gaurav Kansal
Anisha Sukhija

Medicamentos quimioterapêuticos em Periodontologia

Mehtab Singh Kamal
Gaurav Kansal
Anisha Sukhija

Medicamentos quimioterapêuticos em Periodontologia

ScienciaScripts

Imprint

Cover image: www.ingimage.com

This book is a translation from the original published under ISBN 978-620-5-49205-5.

Publisher:
Sciencia Scripts
is a trademark of
Dodo Books Indian Ocean Ltd. and OmniScriptum S.R.L publishing group

120 High Road, East Finchley, London, N2 9ED, United Kingdom
Str. Armeneasca 28/1, office 1, Chisinau MD-2012, Republic of Moldova, Europe
Managing Directors: Ieva Konstantinova, Victoria Ursu
info@omniscriptum.com

Printed at: see last page
ISBN: 978-620-8-55973-1

Índice

Introdução

No ano de 1960, Loe et al estabeleceram o papel essencial da placa dentária como o agente etiológico responsável pela doença periodontal[1].

A doença periodontal é altamente prevalente e pode afetar até 90% da população mundial. Desde então, o controlo da acumulação de biofilme nos dentes tem sido a chave para a prevenção da doença periodontal. As escovas de dentes e a utilização de fio dentário e outros dispositivos para remover a placa bacteriana dos dentes são as formas mais comuns de remoção do biofilme. Apesar do seu importante papel no controlo da doença periodontal, o controlo mecânico da placa bacteriana não é praticado corretamente pela maioria dos indivíduos. Uma revisão sistémica da eficácia da remoção mecânica de placa bacteriana auto-realizada em objectos com doença periodontal concluiu que esta apresentava limitações. Assim, o uso adjuvante do controlo químico da placa bacteriana pode ser benéfico.

Os agentes antimicrobianos e inibidores da placa bacteriana presentes nos colutórios ou nas pastas de dentes, utilizados para inibir a formação de placa bacteriana e, assim, prevenir ou resolver a gengivite crónica, só podem afetar a placa supragengival. Por conseguinte, a prevenção através do controlo da placa supragengival continua a ser a base do controlo da gengivite e, consequentemente, da ocorrência ou recorrência da periodontite.

A importância da higiene oral e o sucesso a longo prazo da terapia para a doença periodontal são dificultados pela frequente ineficácia da limpeza mecânica de locais específicos utilizando uma escova de dentes e pela limitada ou inexistente utilização da limpeza interdentária por qualquer indivíduo. Este facto apoia o conceito de utilização de agentes de controlo da placa bacteriana que requerem um mínimo de cumprimento e perícia na sua utilização. Este é o conceito que está subjacente ao controlo químico da placa supragengival, mas tal como acontece com as instruções de higiene oral nos métodos mecânicos, terá de ser amplamente sobre-prescrito para ser alcançado em indivíduos susceptíveis. O controlo químico da placa supragengival tem sido, assim, objeto de uma extensa investigação utilizando metodologias científicas durante 40 anos.

Os agentes que podem inibir o desenvolvimento ou a maturação da placa supragengival foram classificados de acordo com os possíveis mecanismos de ação[2]:

1. anti-adesivo;
2. antimicrobiano;
3. remoção da placa bacteriana; e
4. antipatogénico.

A maioria dos agentes utilizados para controlar a placa supragengival está contida em produtos de "higiene oral" e está disponível para o público em geral, quer diretamente "sem receita médica", quer seguindo as recomendações/prescrições de um profissional dentário ou médico. Os fabricantes destes produtos e, por conseguinte, a literatura publicada utilizam uma variedade de termos para descrever a ação destes agentes químicos, muitas vezes de forma intercambiável, o que tende a confundir. Numa tentativa de clarificar os vários termos descritivos.

Termos utilizados A Federação Europeia de Periodontologia, no Workshop Europeu de Periodontologia de 1996, recomendou definições para a terminologia utilizada para os agentes no controlo químico da placa bacteriana supragengival3 da seguinte forma

- Agentes antimicrobianos: Substâncias químicas que têm um efeito bacteriostático ou bactericida in vitro que, por si só, não pode ser extrapolado para uma eficácia comprovada in vivo contra a placa bacteriana.

- Agentes redutores/inibidores da placa bacteriana: Produtos químicos que apenas demonstraram reduzir a quantidade e/ou afetar a qualidade da placa bacteriana, o que pode ou não ser suficiente para influenciar a gengivite e/ou as cáries.
- Agentes antiplaca: Produtos químicos que afectam a placa bacteriana o suficiente para beneficiar a gengivite

e/ou cáries4.

- Agentes antigengivite: Produtos químicos que reduzem a inflamação gengival sem necessariamente influenciar a placa bacteriana (inclui agentes anti-inflamatórios).

Antecedentes históricos

A terminologia "produtos de higiene oral" é recente, mas há provas que remontam a pelo menos 6000 anos de que existiam fórmulas e receitas para beneficiar a saúde oral e dentária[5].

Conclui-se, assim, que o Papiro de Ebers, escrito em 1500 a.C., contém receitas de pós dentífricos e enxaguantes bucais que remontam a 4000 a.C. Um número considerável de fórmulas pode ser atribuído ao escritor e cientista Hipócrates 480 AC.

Os enxaguantes bucais à base de álcool eram particularmente populares entre os romanos e incluíam o vinho branco e a cerveja.

Fauchard (1690-1761), em França, recomendava urina fresca.

O Talmund judaico, que remonta a cerca de 1800 anos, sugere uma cura para as doenças das gengivas contendo "água de massa" e azeite.

Talvez a maior mudança na pasta de dentes tenha surgido com a teoria quimioparasitária da cárie dentária de W.D. Miller em 1890. Pouco tempo depois, e no início do século XX, vários sais de potássio e sódio foram adicionados à pasta de dentes como uma terapia para a doença periodontal.

O gluconato de clorexidina foi desenvolvido na década de 1940 pela Imperial Chemical Industries, Inglaterra, e comercializado em 1954 como anti-sético para feridas cutâneas.

A utilização em medicina dentária foi inicialmente para a desinfeção pré-cirúrgica da boca e em endodontia. O primeiro estudo definitivo sobre a clorexidina foi efectuado por Loe e Schiott (1970)6. Este estudo demonstrou que o enxaguamento durante 60 segundos, duas vezes por dia, com 10 ml de uma solução de gluconato de clorexidina a 0,2% (dose de 20 mg), na ausência de limpeza normal dos dentes, inibia o recrescimento da placa bacteriana e o desenvolvimento de gengivite.

Nos anos 60, Harald Loe demonstrou que o composto de clorexidina podia prevenir a formação de placa dentária.

As soluções alcoólicas aquosas de clorexidina a 0,2% foram disponibilizadas pela primeira vez na Europa, na década de 1970, como produtos para bochechos para utilização duas vezes por dia.

Conceito de controlo químico da placa supragengival

Estudos epidemiológicos revelaram uma correlação peculiarmente elevada entre os níveis de placa supragengival e a gengivite crónica, e a investigação clínica levou à comprovação de que a placa era o fator etiológico primário da inflamação gengival. A placa subgengival, derivada da placa supragengival, também está intimamente associada ao avanço das lesões das doenças periodontais crónicas. Partindo do princípio de que a gengivite induzida pela placa bacteriana precede sempre a ocorrência e a recorrência da periodontite, a base da prevenção primária e secundária das doenças periodontais é o controlo da placa bacteriana supragengival. As doenças periodontais parecem ocorrer quando uma placa microbiana patogénica actua sobre um hospedeiro suscetível. O que constitui uma placa subgengival patogénica tem sido, e continua a ser, uma área muito investigada em periodontologia. No Workshop Mundial de Periodontologia de 1996, um pequeno número de bactérias foi confirmado como verdadeiros agentes patogénicos, com uma lista mais longa considerada como agentes patogénicos putativos. Muito se aprendeu nesta década, nomeadamente a diversidade bacteriana da placa subgengival na saúde e na doença, destacada em várias revisões. Também se postulou a possibilidade de os vírus estarem envolvidos. Se este último postulado for comprovado, será necessário alargar a classificação dos agentes químicos, incluindo os antivirais. É interessante notar que alguns dos agentes antimicrobianos utilizados no controlo químico da placa bacteriana têm atividade antiviral. A suscetibilidade à doença periodontal é menos bem compreendida e, neste momento, é certamente difícil de prever e quantificar, embora tenham sido identificados factores de risco, incluindo marcadores genéticos. A relação entre os níveis de placa bacteriana e a patogenicidade e suscetibilidade também não é bem compreendida e, por conseguinte, não se pode afirmar, para qualquer indivíduo, o que constitui um nível satisfatório de higiene oral. Para além disso, existem provas que demonstram que a melhoria da higiene oral e da saúde gengival, ao longo de várias décadas, registada nos países desenvolvidos, tem sido associada a uma diminuição da incidência da doença periodontal. Adicionalmente, o acompanhamento a longo prazo de doentes com doença periodontal tratados tem demonstrado que o sucesso depende da manutenção de níveis de placa compatíveis com a saúde gengival. O controlo da placa supragengival é, portanto, fundamental para a prevenção e gestão das doenças periodontais e, com aconselhamento e instrução adequados por parte dos profissionais, é principalmente da responsabilidade do indivíduo. Poder-se-ia argumentar que a forte dependência de métodos mecânicos para prevenir doenças associadas a micróbios está ultrapassada.

Muito poucas práticas de higiene contra os microrganismos utilizados pelos seres humanos em si próprios, em casa, no local de trabalho ou no ambiente se baseiam apenas em métodos mecânicos e alguns métodos são apenas químicos. O argumento contrário deve ser que a prevenção da periodontite, através do controlo da gengivite, exigiria a descoberta de um agente seguro e eficaz. Além disso, esse agente preventivo teria de ser aplicado desde tenra idade a uma grande parte de todas as populações, muitas das quais teriam pouca ou nenhuma suscetibilidade à doença periodontal. Para além destas discussões, os agentes preventivos químicos, destinados à placa microbiana, têm sido uma caraterística da gestão da doença periodontal durante quase um século. Parece ser consensual que a utilização de agentes preventivos deve ser feita como adjuvantes e não como substitutos dos métodos mecânicos eficazes mais convencionais e aceites, e apenas quando estes se revelam parciais ou ineficazes por si só.

A limpeza mecânica dos dentes através da escovagem com pasta dentífrica é, sem dúvida, a forma mais comum e potencialmente eficaz de higiene oral praticada pelas pessoas nos países desenvolvidos; embora, per capita no mundo, os paus de madeira sejam provavelmente mais utilizados. A limpeza interdentária é um complemento secundário e parece ser particularmente importante em indivíduos que, através da presença de doença, podem ser retrospetivamente avaliados como susceptíveis. Infelizmente, é um facto da vida que uma proporção significativa de todos os indivíduos não consegue praticar um padrão suficientemente elevado de remoção de placa bacteriana, de tal forma que a gengivite é altamente prevalecente e, desde uma idade precoce, presumivelmente, resulta de uma falha ou de ambas as coisas, do não cumprimento da recomendação de limpar regularmente os dentes ou da falta de destreza com os hábitos de limpeza dos dentes. É certo que muitos indivíduos removem apenas cerca de metade da placa bacteriana dos seus dentes, mesmo quando escovam durante 2 minutos. Presumivelmente, isto ocorre porque certas superfícies dentárias recebem pouca ou nenhuma atenção durante o ciclo de escovagem. O uso adjunto de produtos químicos parece, portanto, uma forma de superar as deficiências nos hábitos mecânicos de limpeza dos dentes praticados por muitos indivíduos.

Introdução à placa dentária e à sua formação

A placa dentária é definida como uma massa organizada, constituída principalmente por microrganismos, que adere aos dentes, próteses e superfícies orais e que se encontra na fenda gengival e nas bolsas periodontais. Outros componentes incluem uma matriz orgânica, polissacárida e proteica, constituída por subprodutos bacterianos, tais como enzimas, restos alimentares, células descamadas e componentes inorgânicos, tais como cálcio e fosfato.

Assumiu-se frequentemente a existência de uma relação direta entre o número total de bactérias acumuladas e a amplitude do efeito patogénico; as diferenças biologicamente relevantes na composição da placa bacteriana não foram normalmente consideradas. Foi demonstrado que esta massa bacteriana, denominada placa bacteriana, produzia uma variedade de irritantes, tais como ácidos, endotoxinas e antigénios, que, com o tempo, dissolviam invariavelmente os dentes e destruíam os tecidos de suporte. Consequentemente, a necessidade de discriminar entre depósitos bacterianos de diferentes pacientes ou em locais saudáveis ou doentes ainda não era reconhecida em pormenor. Suspeitava-se que os indivíduos com doença periodontal extensa tinham uma fraca resistência à placa bacteriana como um todo ou eram culpados de cuidados domiciliários inadequados. Esta visão da placa dentária como biomassa é referida como a hipótese da placa não específica. A propensão dos locais inflamados para sofrerem destruição permanente dos tecidos foi reconhecida mais tarde como sendo de natureza mais específica, porque nem todas as lesões de gengivite pareciam invariáveis para progredir para periodontite. A maioria dos locais periodontais, na maioria dos indivíduos, nem sempre apresenta sinais clínicos de destruição ativa dos tecidos com perda de ligação das fibras do tecido conjuntivo à superfície da raiz, embora possam ser constantemente colonizados por números e espécies variáveis de bactérias. Foram sugeridos possíveis agentes patogénicos entre os organismos regularmente encontrados em níveis elevados nas lesões periodontais em relação aos observados em condições clinicamente saudáveis. Estudos longitudinais indicaram um risco acrescido de rutura periodontal em locais colonizados por alguns organismos potencialmente patogénicos. Os resultados do tratamento foram melhores se estes organismos já não pudessem ser detectados nos exames de acompanhamento. Se a doença periodontal se deve de facto a um número limitado de espécies bacterianas, a supressão contínua e máxima da placa bacteriana como um todo pode não ser a única possibilidade de prevenir ou tratar a periodontite. Assim, a eliminação ou redução específica de bactérias presumivelmente patogénicas da placa bacteriana pode tornar-se uma alternativa válida.

O tratamento pode ser necessário apenas para os pacientes diagnosticados como tendo a infeção específica e pode ser terminado quando os agentes patogénicos forem eliminados. Esta visão de que a periodontite é causada por agentes patogénicos específicos é referida como a hipótese da placa específica.

Os padrões de crescimento e maturação da placa bacteriana têm sido estudados em superfícies orais duras naturais, como o esmalte e a dentina, ou em superfícies artificiais, como o metal ou o acrílico, utilizando microscopia de luz e eletrónica e cultura bacteriana.

A capacidade de aderir a superfícies é uma propriedade geral de quase todas as bactérias. Depende de uma série de interações intrincadas, por vezes extremamente específicas, entre a superfície a colonizar, o micróbio e um meio fluido ambiente. Imediatamente após a imersão de um substrato sólido no meio fluido da cavidade oral ou após a limpeza de uma superfície sólida na boca, as macromoléculas hidrofóbicas começam a adsorver-se à superfície para formar uma película condicionadora, denominada película adquirida. Esta película é composta por uma variedade de glicoproteínas salivares (mucinas) e anticorpos. A película condicionadora altera a carga e a energia livre da superfície, o que, por sua vez, aumenta a eficiência da adesão bacteriana. As bactérias aderem de forma variável a estas superfícies revestidas. Algumas possuem estruturas de fixação específicas, como substâncias poliméricas extracelulares e fímbrias, que lhes permitem aderir rapidamente ao contacto. Outras bactérias necessitam de uma exposição prolongada para se ligarem firmemente. Os comportamentos das bactérias mudam quando se fixam nas superfícies. Isto inclui o crescimento celular ativo de bactérias anteriormente em estado de fome e a síntese de novos componentes da membrana exterior. A massa bacteriana aumenta devido ao crescimento contínuo dos organismos aderentes, à adesão de novas bactérias e à síntese de polímeros extracelulares. Com o aumento da espessura, a difusão para dentro e para fora do biofilme torna-se cada vez mais difícil. Desenvolve-se um gradiente de oxigénio em resultado da rápida utilização pelas camadas bacterianas superficiais e da fraca difusão de oxigénio através da matriz do biofilme. Nas camadas mais profundas dos depósitos acabam por surgir condições completamente anaeróbias. O oxigénio é um determinante ecológico importante porque as bactérias variam na sua capacidade de crescer e de se multiplicar em diferentes níveis de oxigénio. Também são criados gradientes decrescentes de nutrientes fornecidos pela fase aquosa, ou seja, a saliva.

Os gradientes inversos de produtos de fermentação desenvolvem-se como resultado do metabolismo bacteriano. Os produtos dietéticos dissolvidos na saliva são uma importante fonte de nutrientes para as bactérias da placa supragengival. No entanto, uma vez formada uma bolsa periodontal profunda, as condições nutricionais para as bactérias alteram-se porque a penetração de substâncias dissolvidas na saliva na bolsa é muito limitada. Dentro da bolsa aprofundada, a principal fonte nutricional para o metabolismo bacteriano provém dos tecidos periodontais e do sangue. Muitas bactérias encontradas nas bolsas periodontais produzem enzimas hidrolíticas com as quais podem decompor macromoléculas complexas do hospedeiro em péptidos e aminoácidos simples. Estas enzimas podem ser um fator importante nos processos destrutivos dos tecidos periodontais. A colonização primária é dominada por cocos Gram-positivos facultativamente anaeróbios. Estes adsorvem-se às superfícies revestidas por películas num curto espaço de tempo após a limpeza mecânica. A placa recolhida após 24 horas consiste principalmente em estreptococos; S. sanguis é o mais proeminente destes organismos. Na fase seguinte, os bastonetes Gram-positivos, que estão presentes inicialmente em números muito baixos, aumentam gradualmente e acabam por ultrapassar os estreptococos. Os filamentos Gram-positivos, nomeadamente Actinomyces spp. são as espécies predominantes nesta fase de desenvolvimento da placa. Os receptores de superfície nos cocos e bastonetes Gram-positivos depositados permitem a adesão subsequente de organismos Gram-negativos com pouca capacidade de se ligarem diretamente à película. As Veillonella, as fusobactérias e outras bactérias Gram-negativas anaeróbias podem aderir desta forma. Assim, a heterogeneidade da placa aumenta gradualmente e, com o tempo, inclui um grande número de organismos Gram-negativos. O resultado deste desenvolvimento é um conjunto complexo de espécies bacterianas inter-relacionadas. A troca de nutrientes entre as diferentes espécies, mas também as interações negativas, por exemplo, a produção de bacteriocinas, desempenham um papel no estabelecimento de uma comunidade bacteriana estável. Devido às influências dos factores ambientais locais, os tipos de placas estruturalmente diferentes evoluem em locais diferentes.

A proteção da placa em crescimento contra as forças de cisalhamento e a disponibilidade local de determinados nutrientes são muito importantes. Uma composição distinta de depósitos bacterianos maduros pode eventualmente ser reconhecida em locais específicos e sob condições clínicas específicas. Exemplos disso são a placa numa superfície lisa de esmalte versus placa de fissura, ou a placa em fendas gengivais rasas e menos rasas. A acumulação de placa bacteriana ao longo da margem gengival leva a uma reação inflamatória dos tecidos moles. A presença desta inflamação tem uma profunda influência na ecologia local. A disponibilidade de componentes do sangue e do fluido gengival promove o crescimento de espécies bacterianas Gram-negativas com maior potencial periodontopático. As amostras bacterianas de lesões de gengivite estabelecidas apresentam um número elevado destas bactérias. Devido à capacidade de digerir enzimaticamente as proteínas, muitos destes organismos não dependem de uma disponibilidade direta de hidratos de carbono da dieta. Estas bactérias não produzem polímeros extracelulares e desenvolvem apenas uma placa pouco aderente na bolsa periodontal em desenvolvimento. A cultura de amostras de lesões periodontais avançadas revela uma predominância de bastonetes anaeróbios Gram-negativos. Ao microscópio, pode ser demonstrado um número particularmente elevado de espiroquetas anaeróbias não cultiváveis. Em resumo, imediatamente após a imersão de superfícies duras e não descamadas no ambiente fluido da cavidade oral, a adsorção de macromoléculas conduzirá à formação de um biofilme. As adesões bacterianas a esta camada de glicoproteínas envolverão primeiro os formadores de placa primários, como os cocos facultativos Gram-positivos e os bastonetes. A colonização subsequente nos receptores destes organismos envolverá bactérias Gram-negativas, estritamente anaeróbicas, enquanto os formadores de placas primárias também se multiplicam para formar colónias.

A heterogeneidade do biofilme complexo aumenta com o tempo, à medida que as condições ecológicas se alteram gradualmente.

O termo biofilme descreve a comunidade microbiana relativamente indefinível associada à superfície de um dente ou a qualquer outro material duro e não descamativo7. Nos níveis inferiores da maioria dos biofilmes, uma camada densa de micróbios está unida numa matriz de polissacarídeos com outros materiais orgânicos e inorgânicos. Por cima desta camada encontra-se uma camada mais solta, que tem frequentemente um aspeto muito irregular e pode estender-se para o meio circundante. A camada de fluido que circunda o biofilme pode ter uma subcamada bastante "estacionária" e uma camada de fluido em movimento. Os componentes dos nutrientes podem penetrar neste meio fluido por difusão molecular. Existem gradientes de difusão acentuados, especialmente para o oxigénio, nas regiões inferiores mais compactas dos biofilmes. A ubiquidade com que as espécies anaeróbias são detectadas nestas áreas dos biofilmes fornece provas destes gradientes. A acumulação de bactérias em superfícies sólidas não é um fenómeno exclusivamente dentário. Os biofilmes são omnipresentes; formam-se em praticamente todas as superfícies imersas em ambientes aquosos naturais. Os biofilmes formam-se de forma particularmente rápida em sistemas de fluxo onde é fornecido um fornecimento regular de nutrientes às bactérias . A formação rápida de camadas visíveis de microrganismos devido ao crescimento bacteriano extensivo, acompanhado pela excreção de grandes quantidades de polímeros extracelulares, é típica dos biofilmes. Os biofilmes protegem eficazmente as bactérias dos agentes antimicrobianos. O tratamento com substâncias antimicrobianas é frequentemente infrutífero, a menos que os depósitos sejam removidos mecanicamente. As infecções mediadas por adesão que se desenvolvem em materiais implantados permanente ou temporariamente, tais como cateteres intravasculares, próteses vasculares ou válvulas cardíacas, são notoriamente resistentes aos antibióticos e tendem a persistir até que o dispositivo seja removido. Encontram-se problemas semelhantes nas condutas de água, onde as bactérias potencialmente patogénicas podem ser protegidas da cloração, ou nos cascos dos navios, onde os biofilmes aumentam a resistência à fricção e a turbulência. Em resumo, a placa dentária, como depósito microbiano natural, representa um verdadeiro biofilme que consiste em bactérias numa matriz composta principalmente por polímeros bacterianos extracelulares e produtos de exsudado salivar e/ou gengival.

A placa supragengival foi examinada em vários estudos por microscopia de luz e eletrónica para obter informações sobre a sua estrutura interna. A introdução do microscópio eletrónico na investigação dentária foi um desenvolvimento significativo para os estudos da placa dentária, tanto porque o tamanho de muitas bactérias se aproxima do poder de resolução final do microscópio de luz, como porque as resinas utilizadas para a incorporação permitiram secções mais finas do que a dimensão bacteriana mais pequena. Assim, foi possível identificar a subestrutura da placa bacteriana.

Abordagens ao controlo químico da placa bacteriana

A limpeza mecânica tem como objetivo remover regularmente microrganismos suficientes para deixar uma "placa saudável" presente, que não pode induzir a inflamação gengival. Os agentes químicos, por outro lado, podem influenciar a placa bacteriana quantitativa e qualitativamente através de vários processos. A ação dos produtos químicos pode enquadrar-se em quatro categorias:

1. Anti-adesivo
2. Antimicrobiano
3. Remoção da placa bacteriana
4. Antipatogénico

AGENTES ANTI-ADESIVOS:

Os agentes anti-adesivos actuariam na superfície da película para impedir a fixação inicial das bactérias formadoras da placa primária. Estes agentes adesivos devem ter um efeito preventivo, actuando mais eficazmente numa superfície dentária inicialmente limpa. Os agentes adesivos existem e são utilizados na indústria, a nível doméstico e no ambiente. Estes produtos químicos impedem a fixação e o desenvolvimento de uma variedade de biofilmes e são normalmente descritos como agentes anti-incrustantes. Infelizmente, os químicos encontrados em tais aplicações são demasiado tóxicos para uso oral ou ineficazes contra as placas bacterianas dentárias. No entanto, o conceito de antiadesividade continua a atrair o interesse da investigação[8]. Até à data, não estão disponíveis para o público em geral formulações ou produtos eficazes com propriedades anti-adesivas, embora o álcool de amina, delmopinol, que parece interferir com a formação da matriz bacteriana e se enquadra algures entre os conceitos de anti-adesão e remoção da placa bacteriana, tenha demonstrado ser eficaz contra a placa bacteriana e a gengivite [9,10].

AGENTES ANTIMICROBIANOS:

Os agentes antimicrobianos podem inibir a formação da placa bacteriana através de um dos dois mecanismos isolados ou combinados. O primeiro é bacteriostático, que inclui a inibição da proliferação bacteriana.

Estes agentes podem exercer os seus efeitos quer na superfície dentária revestida de película antes de os formadores primários de placa se fixarem, quer após a fixação, mas antes da divisão destas bactérias. O segundo efeito é bactericida, em que o agente antimicrobiano destrói todos os microrganismos que se fixam ou já se fixaram na superfície do dente. Os agentes antimicrobianos exercem provavelmente ambos os efeitos bactericidas seguidos de uma ação bacteriostática de duração variável.

AGENTES DE REMOÇÃO DA PLACA BACTERIANA

Espera-se que a ideia de empregar um agente químico num elixir bucal atinja eficazmente todas as superfícies dos dentes, o que é semelhante a uma escova de dentes que remove as bactérias da superfície dos dentes. Por esta razão, os agentes químicos de remoção de placa bacteriana são também referidos como "a escova de dentes química".

AGENTES ANTIPATOGÉNICOS

É teoricamente possível que um agente possa afetar os microrganismos da placa bacteriana, o que poderia inibir a expressão da patogenicidade sem necessariamente destruir os microrganismos. Atualmente, uma abordagem deste tipo na cavidade oral, quer para a gengivite quer para a cárie, ainda está a ser investigada.

VEÍCULOS DE DISTRIBUIÇÃO DE AGENTES QUÍMICOS

O transporte de agentes químicos para a boca para controlo da placa supragengival inclui uma gama pequena mas variada de veículos [11,12]:

1. Pasta de dentes
2. Enxaguatórios bucais
3. Pulverizar
4. Irrigadores
5. Vernizes

PASTA DE DENTES: O veículo mais comummente utilizado para o transporte do agente de controlo da placa bacteriana é a pasta de dentes. Os ingredientes presentes na pasta de dentes influenciam a consistência e a estabilidade do produto ou a sua função [13].

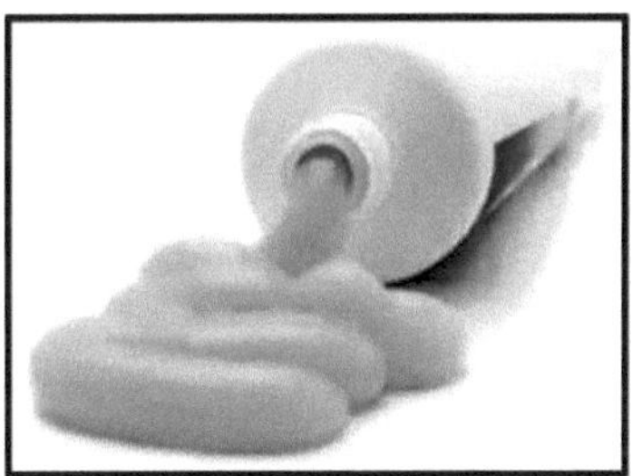

HISTÓRIA DO DENTRIFICETOOTHPASTE

São os agentes mais utilizados para a manutenção da saúde oral.

A pasta de dentes ideal deve ter as seguintes propriedades

- Deve provocar uma ligeira abrasão

- Deve produzir espuma
- Deve ter um sabor aceitável
- Deve ter um efeito branqueador
- Deve prevenir o desenvolvimento de placa bacteriana, cálculo e cáries

COMPOSIÇÃO DE PASTA DENTÍFRICA

A pasta de dentes é uma suspensão coloidal de uma mistura de ingredientes que devem ser cuidadosamente equilibrados de modo a proporcionar um produto eficaz, seguro e amigo do consumidor. Os principais ingredientes da pasta de dentes são

- Abrasivos
- Agentes espessantes/ligantes
- Humectantes
- Solventes
- Tensioactivos
- Adoçantes
- Agentes aromatizantes
- Agentes corantes
- Conservantes
- Agentes terapêuticos

Toothpaste components	Percentage by weight
Abrasive	20-50%
Water	20-40%
Humectants	20-35%
Detergent	1-3%
Thickening agent	1-2%
Flavor	0-2%
sweetener	0-2%
Therapeutic agent	0-2%
Color or preservative	0.05-0.5%

Abrasivos

Estes são adicionados para limpar os dentes e remover as manchas. O poder de limpeza do abrasivo depende do tipo e da quantidade de partículas abrasivas, da superfície com que entra em contacto, da diluição pela saliva e da pressão de escovagem. Os abrasivos habitualmente utilizados são a sílica ou sílica hidratada, os óxidos de alumínio hidratados, o carbonato de cálcio, a brushite e a gibbsite.

Água

Actua como um solvente e dissolve os ingredientes, permitindo a sua mistura.

Humectantes

Estes actuam como agentes hidratantes e protegem o dentífrico de secar durante o armazenamento. Os humectantes habitualmente utilizados são a glicerina, o sorbitol, o propilenoglicol e o óleo de parafina (Collins FM. Reflexões sobre os ingredientes dos dentífricos, benefícios e recomendações).

Detergente/surfactante

Actuam como substâncias activas de superfície e diminuem a tensão superficial, emulsionando e removendo os resíduos com a sua ação espumante. O laurilsulfato de sódio e o laurilsarcósido de sódio são alguns dos detergentes habitualmente utilizados.

Agente espessante/agente aglutinante

Trata-se de colóides hidrofílicos que se dispersam ou incham na presença de água e são utilizados para estabilizar as formulações de dentífricos, impedindo a separação das fases sólida e líquida. Por exemplo: as gomas naturais (arábica, karaya e tragacanto), os colóides de algas marinhas (alginatos), as celuloses sintéticas (carboximetilcelulose).

Agente aromatizante

Para melhorar o sabor, foram adicionados vários aromatizantes naturais e artificiais, tais como hortelã, hortelã-pimenta, hortelã-lança e verde de inverno, e edulcorantes como sacarina, acessulfame K, aspartame e xilitol .

Agente terapêutico

São componentes activos adicionados ao dentífrico para reduzir as cáries, inibir a formação de tártaro, ajudar na dessensibilização e ter uma ação antimicrobiana e anti-inflamatória. *Ex:* Flúor, triclosan, cloreto de estrôncio, etc.

Corante

Proporcionam uma cor atractiva à pasta de dentes. O índice de cor é utilizado para classificar a cor do agente corante. O óxido de titânio e a clorofila são os corantes mais utilizados nas pastas dentífricas.

Conservantes

São adicionados às pastas dentífricas para impedir o crescimento de microrganismos. Os conservantes mais utilizados são o benzoato de sódio, o metilparabeno e o etilparabeno.

TIPOS DE DENTÍFRICOS

Dentifrício anti-cárie: Contém flúor para travar a descalcificação do esmalte, promover a remineralização e, assim, proteger os dentes das cáries.

Pasta dentífrica para controlo do tártaro: O tártaro, por vezes designado por cálculo, é a placa bacteriana que endureceu nos dentes devido à deposição de sais minerais (como o carbonato de cálcio). Uma escovagem adequada com um dentífrico de controlo do tártaro pode prevenir a sua formação. Os principais constituintes da pasta dentífrica de controlo do tártaro são o pirofosfato (pirofosfato tetrassódico), o citrato de zinco e o cloreto de zinco. Estes estabilizam a quantidade de cálcio na saliva e interferem com a estrutura cristalina do cálculo. São absorvidos na superfície do esmalte como um complexo de cálcio do qual o fosfato é libertado da estrutura cristalina, mas o cálcio não. A estrutura cristalina rica em cálcio inibe o crescimento de cristais na superfície do esmalte, diminuindo assim a formação de tártaro.

Pasta dentífrica dessensibilizante: A dentina é um tecido mineralizado que contém muitos túbulos dentinários. Estes túbulos dentinários estão cheios de fluido e ligados à polpa dentária. Sempre que é aplicada pressão sobre o fluido na extremidade exposta, esta é sentida pela polpa, causando sensibilidade. Os dentífricos dessensibilizantes provocam a oclusão dos túbulos dentinários, reduzindo assim a hipersensibilidade da dentina. As substâncias utilizadas para a dessensibilização da dentina são o cloreto de estrôncio, o formaldeído, o nitrato de potássio, o cloreto de potássio e o citrato de sódio.

Dentifrício anti-placa/anti-gengivite: Os agentes antiplaca reduzem o crescimento da placa bacteriana. Isto pode ter um efeito positivo na redução do crescimento da placa bacteriana nos dentes, reduzindo a gengivite e potencialmente reduzindo as cáries. Alguns agentes antiplaca incluem o triclosan, a papaína e o extrato de sanguinaria. O triclosan foi aceite pela FDA como um aditivo terapêutico antiplaca e antigengivite para os dentífricos.

Pasta dentífrica branqueadora: Contêm um ingrediente especial, como o peróxido de hidrogénio, para branqueamento e clareamento dos dentes. Os peróxidos libertam radicais de oxigénio para o esmalte. De acordo com a Associação Dentária Americana (ADA), uma vez que actua como agente branqueador, o peróxido de hidrogénio altera efetivamente a cor do esmalte nas superfícies dos dentes, limpando as manchas extrínsecas que descoloram o exterior do dente. Os dentífricos de branqueamento dentário têm um valor abrasivo mais elevado do que a pasta de dentes normal para remover manchas de comida, fumo e outras.

Pasta de dentes com bicarbonato de sódio: Contém pó branco cristalino, como o bicarbonato de sódio ou o hidrogenocarbonato de sódio, que limpa os dentes com um efeito pouco abrasivo, remove as manchas extrínsecas e inibe a fixação da placa bacteriana ao dente.

Dentifrício para o hálito fresco: Estes são os dentífricos mais populares no mercado. Contêm um agente aromatizante melhorado juntamente com agentes antibacterianos que ajudam a combater a halitose. Podem também conter sumo de folha de aloé vera e óleo essencial de hortelã-pimenta.

Pasta de dentes para crianças: Este tipo de pastas de dentes modernas é especialmente criado para as crianças. Têm sabores agradáveis e vêm em cores atractivas. Estas pastas de dentes não contêm açúcares e têm uma baixa concentração de flúor (500-1000ppm) para evitar casos de fluorose.

Dentífrico natural/dentífrico à base de plantas: Os dentífricos à base de plantas são feitos de ingredientes naturais e alguns são certificados como orgânicos. Atualmente, muitos consumidores começaram a mudar para os dentífricos naturais, a fim de evitar os sabores sintéticos e artificiais normalmente encontrados nos dentífricos normais. Eles não contêm corantes, sabores artificiais ou produtos químicos. É uma boa escolha para as pessoas que são alérgicas à menta ou ao lauril sulfato de sódio, um agente espumante que está incluído na maioria das marcas comerciais de pasta de dentes.

Dentífrico que contém apatite hidroxilada sintética biométrica: Em 2006, surgiu na Europa como o primeiro dentífrico contendo apatite hidroxilada sintética biométrica como alternativa eficaz ao flúor para a remineralização e reparação do esmalte dentário. A função da hidroxil apatite biométrica é proteger os dentes através da criação de uma nova camada de esmalte sintético à volta do dente, em vez de endurecer a camada existente com flúor que se transforma quimicamente em fluorapatite.

Pasta dentífrica às riscas: A pasta de dentes às riscas foi inventada por Leonard Lawrence em 1955, em Nova Iorque. A patente foi posteriormente vendida à Unilever, que comercializou a novidade sob a marca "Stripe" no início da década de 1960. A área vermelha representa o material utilizado para as tiras e o resto é o material principal da pasta. Dois materiais não se encontram nos compartimentos separados. São suficientemente viscosos para não se misturarem. A aplicação de pressão para o tubo faz com que o material principal seja espremido pelo tubo fino até ao bocal. Simultaneamente, uma parte da pressão é transmitida ao material da tira, que é então pressionado sobre o material principal através dos orifícios do tubo.

RECENTES AVANÇOS NOS DENTÍFRICOS

1. Enamelon: É formulado com fluoreto estanoso estabilizado e optimizado com o potencial remineralizante da tecnologia de fosfato de cálcio amorfo (ACP). Fornece flúor, bem como cálcio e fosfato aos dentes, o que ajuda a fortalecer o esmalte. O processo de remineralização é melhorado através da conversão de cálcio e fosfato solúveis em hidroxiapatite natural. A quantidade de flúor utilizada no produto é substancialmente menor do que a encontrada nos habituais 5000 dentifrícios com flúor atualmente disponíveis. Enamelon contém apenas 970 ppm de flúor e, no entanto, de acordo com os estudos efectuados sobre o produto, proporciona mais do dobro da absorção de flúor nas lesões do esmalte. Não só reduz a solubilidade do esmalte, prevenindo assim as cáries, como também interfere com os efeitos nocivos da placa bacteriana associada à gengivite. A tecnologia ACP ajuda os pacientes periodontais com superfícies radiculares expostas, aliviando a sensibilidade através da oclusão tubular.

Contém também Ultramulsion, um revestimento patenteado solúvel na saliva que hidrata e acalma os tecidos moles orais. Ultramulsion pode proporcionar um melhor desempenho terapêutico ao aumentar a substantividade. Tem um excelente sabor a menta. Não contém laurilsulfato de sódio (SLS), abrasivos, glúten e corantes.

2. **Dentifrício dessensibilizante:** O vidro bioativo denominado NovaMin é a tecnologia mais recente nesta categoria. Foi introduzido no mercado dentário como dessensibilizante em dezembro de 2004. O ingrediente ativo do NovaMin é o fosfosilicato de cálcio e sódio. A saliva na boca reage com o fosfosilicato de cálcio e sódio presente no Novamin para formar uma camada protetora de hidroxiapatite nos dentes. Esta camada cria uma barreira que evita a sensibilidade dentária. O dentífrico que contém NovaMin revelou-se mais eficaz do que outros dentífricos dessensibilizantes que contêm nitrato de potássio e fluoreto.

3. **Dentifrício de fosfato de cálcio:**

Mousse dentária: Não é um dentífrico, mas um creme dentário tópico que ajuda a fortalecer os dentes, ligando o cálcio e o fosfato às superfícies dentárias, à placa bacteriana e aos tecidos moles circundantes. Contém RECALDENT (CPP-ACP Casein Phosphopeptide - Amorphous Calcium Phosphate), uma proteína especial derivada do leite que mantém a saturação dos níveis de minerais, especialmente cálcio e fosfato, na superfície do dente, diminuindo assim a desmineralização e aumentando a remineralização dos dentes. 1 É aplicada topicamente nos dentes e gengivas para proporcionar uma proteção extra aos dentes e neutralizar os desafios ácidos das bactérias da placa bacteriana. Tooth Mousse com RECALDENT (CPP-ACP) tem um registo de sucesso clínico comprovado em pacientes com elevado risco de cárie e lesões de manchas brancas.

Clinpro Tooth Creme: Fornece uma combinação única de flúor, cálcio e fosfato, que são componentes encontrados naturalmente na saliva. Durante o processo de fabrico, é criada uma barreira protetora em torno do cálcio, permitindo a sua coexistência com os iões de flúor. À medida que o dentífrico entra em contacto com a saliva durante a escovagem, a barreira rompe-se e torna o cálcio, o fosfato e o flúor prontamente disponíveis para o dente. O dente absorve naturalmente estes componentes, ajudando a prevenir o início e a progressão da desmineralização e permitindo a remineralização.

OraMD: É um dentífrico líquido compacto de baixo custo que utiliza óleos essenciais e funciona como dentífrico, elixir bucal e ambientador de uma só vez. OraMD é feito apenas com óleos 100% naturais de amêndoa, hortelã e hortelã-pimenta. Não contém edulcorantes, nem minerais grosseiros que corroem o esmalte dos dentes, nem flúor, nem edulcorantes artificiais, etc. Não é artificial nem tóxico, ao contrário de outros químicos nocivos encontrados nos produtos dentífricos convencionais disponíveis no mercado. Melhor ainda, estes óleos botânicos de hortelã-pimenta, hortelã e amêndoa são combatentes naturais das bactérias, o que significa que ajudam a manter uma boa higiene oral

MOUTRINAS:

Apesar da natureza ideal do veículo da pasta de dentes, a maioria dos agentes químicos de controlo da placa bacteriana foi avaliada e posteriormente formulada no veículo do elixir bucal. Os enxaguatórios bucais variam em seus constituintes, mas são geralmente menos complexos do que a pasta de dente. Podem ser soluções aquosas simples com a adição de aromatizantes, corantes e conservantes, como o benzoato de sódio. Alguns produtos incluem detergentes aniónicos, mas não podem ser formulados com anti-sépticos catiónicos, como o cloreto de cetilpiridínio ou a clorexidina14. O álcool etílico é normalmente utilizado para estabilizar certos ingredientes activos e para melhorar o prazo de validade do produto. Foram expressas várias preocupações relativamente aos elixires bucais que contêm álcool[15]. A proporção de álcool é normalmente inferior a 10%, mas alguns elixires têm mais de 20% de álcool. Alguns fabricantes estão a produzir elixires bucais sem álcool.

REQUISITOS IDEAIS DOS COLUTÓRIOS

- Reduzir a placa bacteriana e a gengivite
- Impedir o crescimento de bactérias patogénicas
- Prevenir o desenvolvimento de bactérias resistentes
- Compatível com os tecidos orais
- Não mancha os dentes/ tem um sabor residual

- Apresentam boas propriedades de retenção.
- Barato e fácil de utilizar.

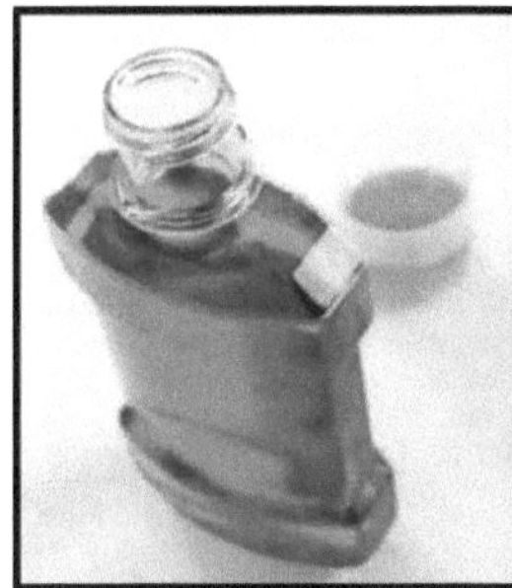 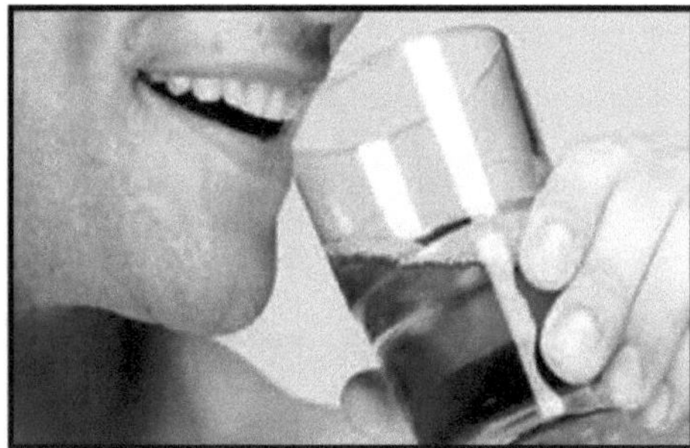

SPRAY: A aplicação em spray de agentes químicos de controlo da placa bacteriana tem a vantagem de concentrar a aplicação no local pretendido. A dose é reduzida e, no caso dos anti-sépticos como a clorexidina, isto tem a vantagem do sabor.

Quando corretamente aplicados, os sprays de clorexidina foram tão eficazes como os elixires bucais na inibição da placa bacteriana, embora não tenha havido redução da coloração ı[6,17]. Os sprays de clorexidina foram considerados particularmente úteis para o controlo da placa bacteriana em grupos com deficiências físicas e mentais[18].

IRRIGADORES: Os irrigadores foram concebidos para pulverizar água, sob pressão, à volta dos dentes. Como tal, apenas removiam detritos, com poucos efeitos sobre os depósitos de placa bacteriana (Frandenson 1986). Anti-sépticos e outros agentes químicos de controlo da placa bacteriana, como a clorexidina, foram adicionados ao reservatório destes aparelhos. Uma variedade de diluições de clorexidina tem sido utilizada com bons resultados19 , mas também com os inevitáveis efeitos secundários locais.

Gomas de mascar: As gomas de mascar são utilizadas para fornecer uma variedade de agentes para a saúde oral benefícios. Parece haver benefícios significativos para a saúde dentária através do uso de pastilhas elásticas sem açúcar. Podem reduzir os depósitos de placa oclusal[20] mas é pouco provável que sejam benéficas na prevenção de cáries de fissura. Este veículo tem sido utilizado para administrar agentes químicos como a clorexidina e, quando utilizado como adjuvante da escovagem normal dos dentes, foi demonstrada uma redução dos níveis de placa bacteriana e de gengivite [21,22]

VERNIZES: Os vernizes têm sido utilizados para administrar anti-sépticos, incluindo a clorexidina, mas o seu objetivo tem sido a prevenção de cáries radiculares e não como reservatório para o controlo da placa bacteriana em toda a boca.

Agentes químicos de controlo da placa bacteriana

Ao longo de 4 décadas, tem havido um interesse bastante intenso na utilização de agentes químicos para controlar a placa supragengival e, consequentemente, a gengivite. O número e a variação de agentes químicos avaliados são bastante grandes, mas a maioria tem acções anti-sépticas ou antimicrobianas e o sucesso tem sido extremamente variável. É importante salientar que as formulações à base de agentes antimicrobianos têm uma ação consideravelmente mais preventiva do que terapêutica. Os agentes mais eficazes inibem o desenvolvimento da placa bacteriana e da gengivite, mas são limitados ou lentos a afetar a placa bacteriana e a gengivite já estabelecidas. Da mesma forma, espera-se que os agentes anti-adesivos tenham efeitos preventivos em vez de terapêuticos. Os agentes de remoção da placa bacteriana, por outro lado, teriam quase de certeza acções preventivas e terapêuticas. Com base nos conhecimentos obtidos com a clorexidina[23], os agentes inibidores da placa bacteriana mais eficazes do grupo dos anti-sépticos ou antimicrobianos são os que apresentam uma persistência de ação na boca medida em horas. Esta persistência de ação, por vezes denominada substantividade[24], parece depender de vários factores:

1. Adsorção e retenção prolongada em superfícies orais, incluindo, sobretudo, dentes revestidos de película.
2. Manutenção da atividade antimicrobiana uma vez adsorvida, principalmente através de uma ação bacteriostática contra as principais bactérias formadoras de placas.
3. Neutralização mínima ou lenta da atividade antimicrobiana no ambiente oral ou dessorção lenta das superfícies.

A atividade antimicrobiana dos anti-sépticos *in vitro* não é um indicador fiável da atividade inibidora da placa bacteriana *in vivo* [25,26]. Os primeiros estudos sobre vários anti-sépticos revelaram efeitos antimicrobianos semelhantes, mas existe uma grande variação nos efeitos clínicos. Por exemplo, em comparação com a clorexidina, o composto catiónico de amónio quaternário, cloreto de cetilpiridínio, tem um perfil antimicrobiano semelhante *in vitro* e é inicialmente adsorvido na boca numa extensão consideravelmente maior[27]. A persistência da ação do cloreto de cetilpiridínio é, no entanto, muito mais curta do que a da clorexidina [28,29] e a inibição da placa bacteriana é consideravelmente menor. Várias razões podem explicar estas aparentes anomalias, incluindo a fraca retenção do cloreto de cetilpiridínio na cavidade oral, a atividade reduzida uma vez adsorvido e a neutralização no ambiente oral [30], ou uma combinação destes factores. As tentativas para melhorar a eficácia do cloreto de cetilpiridínio podem, evidentemente, incluir o aumento da frequência de utilização, mas é provável que tal implique problemas de adesão e efeitos secundários. Em alternativa, a substantividade pode ser melhorada através da combinação de antimicrobianos ou da utilização de agentes que aumentem a retenção dos antimicrobianos 31.

HISTÓRIA DOS AGENTES QUÍMICOS DE CONTROLO DA PLACA

Os primeiros produtos químicos utilizados para a remoção da placa bacteriana foram os dentífricos, que têm sido utilizados em conjunto com auxiliares mecânicos há séculos. Os egípcios utilizavam pós ou pastas dentárias para limpar os dentes, tal como os antigos gregos e romanos. Os egípcios costumavam mastigar carbonato de sódio para refrescar o hálito. Também costumavam enxaguar a boca com mel e água à qual se juntava gordura de ganso, incenso, cominhos e ocre. Os romanos costumavam lavar a boca com urina portuguesa. Acreditava-se que o amoníaco presente na urina ajudava a desinfetar a boca e podia branquear os dentes. Esta prática era tão popular que Nero teve de a taxar. A prática manteve-se popular até [ao] século XVIII. A medicina chinesa foi creditada com a primeira referência (cerca de 2700 a.C.) à utilização da urina como enxaguante bucal para tratar doenças das gengivas. Durante o século [XII], a santa Hildegard Von Bingen, uma filósofa alemã, aconselhou o bochecho com água pura e fria para prevenir a formação de placa bacteriana e tártaro. No século [XVI], durante o período medieval, as pessoas utilizavam uma solução de enxaguamento com hortelã e vinagre para limpar a boca e livrar-se do mau hálito. Os agentes químicos de controlo da placa bacteriana, hoje popularmente conhecidos como elixires, começaram a ser utilizados no final do século XIX. O álcool era utilizado como agente principal nestas preparações para reduzir a carga bacteriana na cavidade oral. Atualmente, a maior parte dos elixires bucais contém substâncias antimicrobianas que não só inibem a formação da placa bacteriana, como também permanecem na cavidade oral durante um longo período de tempo para continuarem a sua atividade.

GRUPOS DE AGENTES UTILIZADOS NO CONTROLO DA PLACA DENTÁRIA E DA GENGIVITE

Group	Example of agents	Action	Used now/Product
Antibiotic	Penicillin	Antimicrobial	No
	Vancomycin Kanamycin Niddamycin Spiromycin		
Enzymes	Protease Lipase Nuclease Dextranase Mutanase	Plaque removal	No
Bisbiguanie antiseptics	Chlorhedine Alexidine Octenidie	Antimicrobial	Yes, Mouth rinse Spray Gel Toothpaste ChewingGum Varnish
Quaternary ammonium compounds	Cetylpyridinium chloride Benzalconium Chloride	Antimicrobial	Yes Mouthrinse
Phenols and essentialoils	Thymol Hexylresorcimol Ecalyptol Triclosan	Antimicrobial Anti inflammatory	Yes, Mouth rinse Toothpaste
Natural products	Sanguinarine	Antimicrobial	No
Fluorides	Sodium fluoride Sodium monofluoro-phosphateStannous fluoride Amine fluoride	Antimicrobial	Yes, Toothpaste Mouth rinseGel
Metal salts	Tin Zinc Copper	Antimicrobial	Yes, Toothpaste Mouth rinseGel
Oxygenating agents	Hydrogen peroxide Sodium peroxiborate Sodium peroxicarbonate	Antimicrobial	Yes Mouthrinse
Detergents	Sodium louryl sulphate	Antimicrobial	Yes Toothpaste Mouth rinse
Amine alcohols	Octapynol Delmopynol	Plaque matrix inhibition	No Yes Toothpaste Mouth rinse

Classificação dos agentes químicos de acordo com o seu efeito antimicrobiano e substantividade

1ª **Geração** - capaz de reduzir o índice de placa bacteriana em 20% -50% e a eficácia é limitada por uma fraca retenção na boca

Por exemplo, antibióticos, fenóis, compostos de amónio quaternário, sanguinarina

2nd Geração - mais eficazmente retido pelos tecidos orais e as propriedades de libertação de fluxo proporcionam uma redução na pontuação da placa em 70%-90%

Por exemplo, bisbiguanidas

3rd Geração - caracterizada por uma capacidade de inibir ou interromper a formação de placa bacteriana, sem ter qualquer efeito demonstrável sobre as bactérias.

Por exemplo, álcoois amínicos Kornman1986

Apesar da evidência de eficácia na prevenção da cárie e da gengivite ou na resolução da gengivite, a opinião atual é que os antimicrobianos sistémicos não devem ser utilizados, quer tópica quer sistemicamente, como agentes preventivos contra estas doenças. A relação risco/benefício é elevada e mesmo a utilização de antimicrobianos sistémicos no tratamento da periodontite do adulto está aberta a debate. Assim, os antimicrobianos sistémicos têm os seus próprios efeitos secundários específicos, nem todos os quais podem ser evitados pela aplicação tópica. Talvez o mais importante seja o desenvolvimento de resistência bacteriana nas populações humanas, por exemplo, Staphylococcus aureus resistente à meticilina (MRSA), que causa infecções de feridas graves e potencialmente fatais, particularmente em pacientes hospitalizados.

Fenóis e óleos essenciais

Os fenóis e os óleos essenciais têm sido utilizados em elixires e pastilhas para a boca há muitos anos. Uma formulação de elixir bucal data de há mais de 100 anos e, embora não seja tão eficaz como a clorexidina, tem uma atividade antiplaca apoiada por uma série de estudos de utilização doméstica a curto e longo prazo.

Este produto para enxaguar a boca pode reduzir a gengivite através de uma ação inibidora da placa bacteriana e de uma ação anti-inflamatória, possivelmente devido a uma atividade anti-oxidante. Os dados dos estudos de utilização doméstica levaram a American Dental Association a aceitar o produto como um auxiliar das medidas de higiene oral doméstica. Quando comparado diretamente com a clorexidina, um estudo de 6 meses demonstrou efeitos equivalentes na placa bacteriana e na gengivite, mas sem os efeitos secundários inerentes à clorexidina[32]. No entanto, o pH do produto é baixo (pH 4,3) e foi demonstrado in vitro e in situ que causa erosão da dentina e do esmalte, respetivamente, embora num grau consideravelmente menor do que o sumo de laranja[33]. A combinação de óleos essenciais com cloreto de cetilpiridínio foi tentada e com resultados promissores nos estudos iniciais[34]. O antimicrobiano não-iónico triclosan, um éter tricloro-2-hidroxi-fenílico, é geralmente considerado como pertencente ao grupo dos fenóis e tem sido amplamente utilizado ao longo de muitos anos numa série de produtos medicamentosos, incluindo antitranspirantes e sabonetes. Mais recentemente, foi formulado em pastas dentífricas e enxaguantes bucais e, no caso dos primeiros, acumulou uma quantidade impressionante de literatura, alguma da qual é contraditória. Em soluções simples, em concentrações relativamente elevadas (0,2%) e dose (20 mg duas vezes por dia), o triclosan tem uma ação inibidora da placa bacteriana moderada e uma substantividade antimicrobiana de cerca de 5 horas. A doseresposta contra a placa bacteriana do triclosan isolado é relativamente plana35, embora se obtenham benefícios significativamente maiores com doses de 20 mg duas vezes por dia em comparação com doses de 10 mg. Em termos de inibição da placa bacteriana, uma concentração de triclosan a 0,1% (dose de 10 mg duas vezes por dia) foi consideravelmente menos eficaz do que um elixir bucal de clorexidina a 0,01% (1 mg duas vezes por dia).

A atividade do triclosan parece ser reforçada pela adição de citrato de zinco ou do co-polímero , o ácido polivinilmetiléter maleico. O co-polímero parece aumentar a retenção do triclosan, enquanto se pensa que o zinco aumenta a atividade antimicrobiana. Apenas as pastas dentífricas com triclosan com o co-polímero ou citrato de zinco demonstraram atividade antiplaca em estudos de utilização doméstica a longo prazo36. Alguns estudos de utilização doméstica mostraram pouco ou nenhum efeito de um ou outro dos produtos na placa bacteriana isolada, na gengivite isolada ou em ambas, em comparação com a pasta de controlo ou com a pasta dentífrica convencional com flúor[37,38,39]. Em alguns estudos, a pasta dentífrica com triclosan parece proporcionar maiores benefícios na gengivite do que na redução da placa bacteriana, o que pode ser explicado por uma possível ação anti-inflamatória deste agente[40]. Mais recentemente, estudos a longo prazo sugeriram que as pastas dentífricas contendo triclosan podem reduzir o progresso da periodontite, embora os efeitos tenham sido considerados pequenos[41]. Estão disponíveis enxaguantes bucais contendo triclosan e co-polímero, com algumas evidências de benefícios adjuvantes para a higiene oral e a saúde gengival quando usados juntamente com a limpeza normal dos dentes. Este último estudo foi, mais uma vez, interessante, com a particularidade de não ter havido um efeito Hawthorne claro no grupo de controlo. Outros estudos sobre as propriedades inibidoras da placa bacteriana de um enxaguante bucal de triclosan/copolímero mostraram efeitos significativamente menores do que os de um enxaguante bucal de óleo essencial[42].

Compostos de amónio quaternário

O cloreto de benzalcónio e, mais particularmente, o cloreto de cetilpiridínio são os mais estudados desta família de anti-sépticos. O cloreto de cetilpiridínio é utilizado numa grande variedade de produtos anti-sépticos para bochechos, geralmente numa concentração de 0,05%. Ao pH oral, estes anti-sépticos são monocíclicos e adsorvem-se rápida e quantitativamente, em maior grau, do que a clorexidina às superfícies orais. No entanto, a substantividade do cloreto de cetilpiridínio parece ser de apenas 3-5 horas devido à perda de atividade uma vez adsorvida ou à rápida dessorção. O cloreto de cetilpiridínio em elixires bucais tem alguma ação inibidora da placa bacteriana, mas a evidência dos benefícios para a gengivite é equívoca, particularmente quando as formulações são utilizadas em simultâneo com a escovagem dos dentes com pasta dentífrica. Os estudos de uso doméstico, dado o grande número de produtos de enxaguamento que contêm este antissético, são surpreendentemente poucos. Os disponíveis, com uma exceção, não conseguiram demonstrar quaisquer benefícios adjuntos à escovagem com pasta de dentes. A única exceção[43] foi peculiar na medida em que não se verificou o efeito Hawthorne esperado no grupo de controlo e a redução da placa bacteriana no grupo ativo, 28%, foi tão grande como a observada em estudos de inibição química da placa bacteriana sem escovagem. Como será discutido, não é invulgar encontrar produtos químicos que proporcionam uma inibição modesta, ou mesmo moderada, da placa bacteriana em estudos sem escovagem, mas que não demonstram efeitos em estudos de uso doméstico adjuvante. Isto acontece porque o intervalo de tempo em que se pode mostrar um benefício do produto químico é limitado pelas práticas mecânicas de higiene oral dos sujeitos do estudo. Adicionalmente, as propriedades inibidoras da placa bacteriana do cloreto de cetilpiridínio são reduzidas pela pasta dentífrica utilizada antes ou depois do enxaguamento [44,45], o que pode explicar a razão pela qual um enxaguamento bucal com cetilpiridínio antes da escovagem não ofereceu qualquer benefício adjuvante ao controlo mecânico da placa bacteriana. A eficácia do cloreto de cetilpiridínio pode ser aumentada duplicando a frequência dos bochechos para quatro vezes por dia (Bonsvoll & Gjermo 1978), mas isto aumenta os efeitos secundários locais, incluindo a coloração dos dentes, e provavelmente afectaria a adesão. Os enxaguatórios bucais que combinam cloreto de cetilpiridínio com clorexidina estão disponíveis e comparam-se bem com os produtos de clorexidina estabelecidos[46]. Não é possível avaliar se o cloreto de cetilpiridínio contribui realmente para a atividade da clorexidina. Um sistema de libertação lenta e pastilhas foram utilizados para administrar cloreto de cetilpiridínio, mas não proporcionaram uma maior inibição da placa bacteriana do que o colutório de cetilpiridínio e significativamente menos do que um colutório de clorexidina[47]. Curiosamente, neste estudo, as pastilhas foram as que produziram mais manchas dentárias. Existe pouca informação sobre os compostos de amónio quaternário na pasta de dentes e existem muito poucos produtos disponíveis.

Produtos naturais

As ervas e os extractos de plantas têm sido utilizados em produtos de higiene oral há muitos anos, se não séculos. Infelizmente, os dados disponíveis são escassos e esses produtos dentífricos não oferecem maiores benefícios para a higiene oral e a saúde gengival do que os dentífricos com flúor convencionais. O extrato vegetal de sanguinarina tem sido utilizado numa série de formulações. Os sais de zinco também são incorporados, o que torna difícil avaliar a eficácia da sanguinarina isoladamente. No entanto, mesmo quando é combinada com zinco, os dados são ambíguos relativamente aos benefícios. Foram relatados alguns resultados positivos para a utilização combinada de pastas dentífricas e bochechos de sanguinarina/zinco[48], mas a relação benefício/custo deve ser baixa. Importante e muito recentemente, foi demonstrado que os enxaguantes bucais contendo sanguinarina aumentam a probabilidade de lesões pré-cancerosas orais em quase dez vezes, mesmo após a interrupção do uso do enxaguante bucal. O fabricante do produto mais conhecido substituiu a sanguinarina nos elixires bucais por um agente alternativo. Mais recentemente, sugeriu-se que o óleo da árvore do chá tem valor quando administrado topicamente, com efeitos positivos na redução da inflamação gengival[49] (Sookoulis & Hirsch 2004), mas ainda não há provas conclusivas de efeitos na acumulação de placa bacteriana.

Anti-sépticos de bisbiguanida

A clorexidina é, até à data, o anti-sético mais estudado e eficaz na inibição da placa bacteriana e na prevenção da gengivite. Em consequência da publicação original[50], a clorexidina representa, sem dúvida, o mais próximo que a investigação chegou de identificar um agente químico que pudesse ser utilizado como substituto, e não como adjuvante, das práticas mecânicas de higiene oral. Outras bisbiguanidas, como a alexidina e a octenidina, têm uma atividade menor ou semelhante, respetivamente, à da clorexidina, mas não melhoram os efeitos secundários locais e dispõem de menos dados sobre a toxicidade.

A clorexidina continua, assim, a ser a única bisbiguanida utilizada em vários veículos e disponível em produtos comerciais. Tendo em conta a importância deste anti-sético na medicina dentária preventiva.

Álcoois amínicos

Este grupo de compostos não se enquadra verdadeiramente numa categoria antimicrobiana ou anti-séptica; de facto, apresentam efeitos mínimos contra os micróbios.

Destes derivados do morfolinoetenol, o octopinol foi o primeiro a mostrar-se eficaz como agente antiplaca, mas foi retirado por razões toxicológicas. Seguiu-se o delmopinol e, a 0,1% e 0,2% em bochechos, demonstrou ser eficaz contra a placa bacteriana e a gengivite em estudos de curto prazo sem higiene oral e de longo prazo com uso doméstico 5[1,52]. Indiscutivelmente, os estudos de curto prazo sem higiene oral mostraram uma inibição da placa bacteriana mais próxima da clorexidina do que qualquer outro agente anterior. Recentemente, os dados de oito estudos de sete grupos de investigação independentes em cinco países europeus que utilizaram um elixir bucal de delmopinol a 0,2% como adjuvante das práticas normais de higiene oral foram sujeitos a uma meta-análise. O delmopinol, um dos poucos agentes químicos de controlo da placa bacteriana a ser sujeito a tais análises, demonstrou ser um adjuvante significativamente eficaz na redução da carga de placa bacteriana e da gravidade da gengivite53. Os dados relativos à gengivite em vários estudos satisfizeram os critérios de eficácia para a redução da gengivite da Associação Dentária Americana. O modo de ação do delmopinol pode ser debatido, mas parece ser uma interferência na formação da matriz da placa, reduzindo a aderência das bactérias formadoras de placa primária das bactérias sucessoras[54,55]. Se estiver correto, o delmopinol seria classificado como um agente anti-adesivo. Os efeitos secundários incluem descoloração dos dentes, dormência transitória da língua e sensações de ardor na boca. Curiosamente, a coloração foi consideravelmente menor do que com a clorexidina, raramente relatada pelos participantes do estudo e facilmente removida. Nestes estudos adjuvantes, as descontinuações foram consideravelmente menores com o delmopinol do que com a clorexidina. Estão disponíveis em alguns países bochechos com delmopinol a 0,2%.

Enzimas

As enzimas dividem-se em dois grupos. As do primeiro grupo não são verdadeiramente agentes antimicrobianos, mas sim agentes de remoção de placa bacteriana, na medida em que têm o potencial de perturbar a matriz inicial da placa bacteriana, desalojando assim as bactérias da superfície dentária. No final da década de 1960 e início da década de 1970, pensava-se que enzimas como a dextranase, a mutanase e várias proteases constituiriam um grande avanço no controlo da placa bacteriana, podendo prevenir o desenvolvimento de cáries e gengivite. Infelizmente, estes agentes tinham pouca substantividade e não estavam isentos de efeitos secundários locais desagradáveis, nomeadamente a erosão da mucosa. O segundo grupo de enzimas utilizava a glucose oxidase e a amiloglucosidase para reforçar o mecanismo de defesa do hospedeiro. O objetivo era catalisar a conversão do tiocianato endógeno e exógeno em hipotiocianito através do sistema lactoperoxidase salivar. O hipotiocianito produz efeitos inibitórios sobre as bactérias orais, nomeadamente os estreptococos, interferindo no seu metabolismo. Esta abordagem é uma possibilidade teórica e os processos químicos podem ser produzidos em laboratório. Foi produzido um produto dentífrico que contém as enzimas e o tiocianato, mas foram obtidos resultados ambíguos relativamente aos benefícios para a gengivite e não existem estudos convincentes de eficácia a longo prazo.

Fluoretos

Os benefícios preventivos da cárie de vários sais de flúor estão bem estabelecidos, mas o ião flúor não tem qualquer efeito contra o desenvolvimento da placa bacteriana e da gengivite. O fluoreto amínico e o fluoreto estanoso proporcionam alguma atividade inibidora da placa bacteriana, particularmente quando combinados; no entanto, os efeitos parecem ser derivados da porção não fluoretada das moléculas . Está disponível um produto para enxaguamento bucal que contém fluoreto de amina e fluoreto estanoso e há alguma evidência de estudos de uso doméstico de eficácia contra a placa bacteriana e a gengivite [56,57] (Brecx et al. 1990, 1992), mas menos do que a clorexidina.

Sais metálicos

As acções antimicrobianas, incluindo a inibição da placa bacteriana por sais metálicos, têm sido apreciadas há muitos anos, com a maior parte do interesse da investigação centrada no cobre, estanho e zinco. Os resultados têm sido algo contraditórios, mas parecem depender do sal metálico utilizado, da sua concentração e da frequência de utilização. Essencialmente, os sais metálicos polivalentes são inibidores eficazes da placa bacteriana em concentrações relativamente elevadas, quando podem surgir problemas de sabor e toxicidade. O fluoreto estanoso é uma exceção, mas é difícil de formular em produtos de higiene oral devido a problemas de estabilidade, com a hidrólise a ocorrer na presença de água. Estão disponíveis produtos estáveis anidros em gel e pasta dentífrica com provas de eficácia contra a placa bacteriana e a gengivite[58]. O pirofosfato estanoso a 1% foi adicionado a algumas pastas dentífricas com fluoreto estanoso com bons resultados. De facto, parece que a concentração de iões estanoso disponíveis é o fator mais significativo na determinação da eficácia. A coloração dentária, no entanto, ocorre com as formulações de estanoso e parece ocorrer pelo mesmo mecanismo que a clorexidina e outros anti-sépticos catiónicos, envolvendo a interação com cromogéneos dietéticos. A combinação de sais metálicos com outros anti-sépticos produz efeitos inibidores adicionais da placa bacteriana e da gengivite, por exemplo, zinco e hexetidina e, como já foi descrito, zinco e triclosan. O cobre também provoca manchas dentárias, mas não está disponível em produtos de higiene oral. O zinco, em baixas concentrações, não tem efeitos secundários e é utilizado numa série de pastas dentífricas e enxaguantes bucais; no entanto, por si só, tem pouco efeito na placa bacteriana, exceto em concentrações mais elevadas. No entanto, os sais de zinco podem ser úteis para reduzir os compostos de enxofre voláteis associados ao mau odor oral[5]9 (Rosing et al. 2002).

Agentes oxigenantes

Os agentes oxigenantes têm sido utilizados como desinfectantes em várias disciplinas da medicina dentária, incluindo a endodontia e a periodontia. O peróxido de hidrogénio tem sido utilizado para o controlo da placa supragengival e, mais recentemente, tornou-se importante como branqueador no branqueamento dentário. Do mesmo modo, o peroxiborato pode ser utilizado no tratamento da gengivite ulcerosa aguda. Os produtos que contêm peroxiborato e policarbonato estavam, até há pouco tempo, disponíveis na Grã-Bretanha e na Europa, com provas de atividade antimicrobiana e inibidora da placa bacteriana. Existem poucos dados de estudos de utilização doméstica a longo prazo e essas avaliações parecem ser necessárias antes de se poderem tirar conclusões sobre a verdadeira atividade antiplaca.

Detergentes

Os detergentes, como o lauril sulfato de sódio, são ingredientes comuns nas pastas de dentes e nos produtos para enxaguamento bucal. Para além de outras qualidades e, já agora, dos efeitos secundários, os detergentes, como o lauril sulfato de sódio, têm atividade antimicrobiana e, provavelmente, proporcionam a maior parte da modesta ação inibidora da placa bacteriana da pasta de dentes. Por si só, o lauril sulfato de sódio demonstrou ter uma substantividade moderada, medida entre 5 e 7 horas, e uma ação inibidora da placa bacteriana semelhante à do triclosan. As formulações apenas com detergente não estão disponíveis e não foram efectuadas avaliações a longo prazo.

Salifluor

O salifluor, uma salicilanilida com propriedades antibacterianas e anti-inflamatórias, foi estudado pelos seus efeitos de inibição da placa bacteriana e retardamento do início da gengivite[60]. Para melhorar a retenção oral e maximizar a adsorção, o Gantrez (PVM/MA) foi incorporado em formulações de pastas dentífricas e enxaguantes bucais com salifluor. Talvez surpreendentemente, o salifluor não foi extensivamente avaliado, uma vez que os estudos iniciais de 4 dias de recrescimento da placa bacteriana e os estudos de 14 dias de gengivite sugeriram uma eficácia equivalente à de um elixir bucal de clorexidina a 0,12%. Apesar desta evidência sugerir o valor potencial do produto químico como agente antiplaca, ainda não foram efectuados mais estudos a longo prazo.

Clorito de sódio acidificado

Este agente não se enquadra bem em nenhum dos grupos específicos enumerados no Quadro 36-1; no entanto, dependendo do ácido escolhido e das condições da reação entre o ácido e o clorito de sódio, pode ocorrer uma gama variada e complexa de produtos de reação. Em condições ideais para os benefícios antimicrobianos, o clorito de sódio reage com um ácido prótico para produzir ácido cloroso, que liberta uma série de espécies oxidantes superiores, mas contém quantidades mínimas de dióxido de cloro. Estas espécies oxidantes superiores têm uma vasta gama de ação antimicrobiana contra bactérias, fungos, leveduras e vírus e os produtos estão disponíveis nos EUA na indústria veterinária e alimentar, tanto como preventivo da mastite em vacas como para a preservação de aves de capoeira congeladas. Os enxaguantes bucais experimentais foram testados em estudos de curto prazo sobre o crescimento da placa bacteriana e em investigações sobre a contagem de bactérias salivares61. Surpreendentemente, dado que o ácido e o clorito de sódio são misturados imediatamente antes do enxaguamento, e que a duração da reação química seria limitada ao tempo de enxaguamento, três formulações experimentais demonstraram ser tão boas como a clorexidina contra o recrescimento da placa bacteriana e apresentaram a mesma substantividade que a clorexidina. Embora não tenham sido testados em estudos a longo prazo, os efeitos secundários, em particular as manchas e a alteração do sabor, parecem improváveis com os elixires bucais de clorito de sódio acidificado. Infelizmente, seria de esperar que o pH baixo das formulações causasse alguma erosão dentária, facto que foi comprovado em estudos in situ. Esta erosão, que foi considerada comparável à do sumo de laranja in situ, tenderia a obviar a utilização contínua a longo prazo destes agentes. No entanto, os enxaguatórios bucais com clorito de sódio acidificado poderiam ter uma aplicação em medicina dentária preventiva semelhante à descrita para a clorexidina. Os efeitos erosivos não atingiriam, numa utilização a curto ou médio prazo, níveis clinicamente significativos. Até à data, não existem produtos comerciais disponíveis.

Outros anti-sépticos

Foram estudados vários agentes anti-sépticos/antimicrobianos para a inibição da placa bacteriana. Verificou-se que a maioria tem pouco ou nenhum efeito in vivo; alguns foram formulados em produtos para enxaguamento bucal, incluindo a iodopovidona e a hexetidina. A iodopovidona a 1% tem uma substantividade de apenas 60 minutos e carece de uma atividade inibidora da placa bacteriana apreciável ou de ação em infecções agudas, como a gengivite ulcerosa aguda[62], para a qual é recomendada. O iodopovidona é um produto de grande dimensão sem efeitos secundários, mas como enxaguamento tem o potencial de afetar negativamente a função da tiroide. A hexetidina, uma pirimidina saturada, a 0,1% demonstrou ter uma ação inibidora limitada da placa bacteriana e nenhuma evidência de atividade antiplaca quando utilizada como adjuvante da higiene oral[63] (Chadwick et al. 1991). A ação da hexetidina contra a placa bacteriana parece ser reforçada pelos sais de zinco, mas os dados provêm apenas de estudos de curta duração. Os efeitos secundários da hexetidina incluem a coloração dos dentes e a erosão da mucosa, embora ambos sejam pouco frequentes. No entanto, a incidência de erosão da mucosa aumenta acentuadamente se a concentração for aumentada para 0,14%. Em alguns países europeus, está disponível um produto para bochechos que contém 0,1% de hexetidina. Estudos recentes demonstraram efeitos favoráveis sobre a placa bacteriana e a gengivite64 e, quando comparado com a clorexidina a 0,1%, uma menor tendência para a produção de manchas.

Vários tipos de agentes quimioterapêuticos

CLORHEXIDINA

A clorexidina foi desenvolvida pela Imperial Chemical Industries em Inglaterra durante a década de 1940. Foi comercializada como anti-sético geral no ano de 1950. Em 1957, a clorexidina foi introduzida para uso humano na Grã-Bretanha como antissético para a pele. Mais tarde, foi amplamente utilizada em medicina e cirurgia. A inibição da placa bacteriana foi investigada pela primeira vez por Schroeder em 1969. Mais tarde, o anti-sético foi mais amplamente utilizado em medicina e cirurgia, incluindo obstetrícia, ginecologia, urologia e preparação pré-cirúrgica da pele, tanto para o doente como para o cirurgião. A utilização em medicina dentária foi inicialmente para desinfeção pré-cirúrgica da boca e em endodontia. O primeiro estudo definitivo sobre a clorexidina foi efectuado por Löe e Schiott (1970). Este estudo demonstrou que o enxaguamento durante 60 segundos, duas vezes por dia, com 10 ml de uma solução de gluconato de clorexidina a 0,2% (dose de 20 mg), na ausência de limpeza normal dos dentes, inibia o recrescimento da placa bacteriana e o desenvolvimento de gengivite. Seguiram-se numerosos estudos, de tal forma que a clorexidina é um dos compostos mais investigados em medicina dentária.

Formulários

A clorexidina está disponível em várias formas, como os sais de digluconato, acetato e cloridrato, que são pouco solúveis em água.

Estrutura

A clorexidina é uma formulação bisbiguanida com propriedades catiónicas. A molécula é simétrica com dois anéis de 4, clorofenilo e dois grupos biguanida ligados por uma cadeia central de hexametileno. A CHX é uma base forte e, a pH fisiológico, é uma grande molécula dicatónica [1, 6-di (4- clorofenil-diguanido) hexano] com duas cargas positivas distribuídas pelos átomos de azoto de cada lado da ponte de hexametileno. Em virtude da sua carga positiva, a CHX tem a capacidade de se ligar a superfícies carregadas negativamente como a parede celular bacteriana. Como a maioria das superfícies intra-orais tem carga negativa, o fármaco fica bem distribuído na cavidade oral e não é facilmente deslocado. Uma vez ligado, pode exercer os seus efeitos bacteriostáticos e bactericidas. A substantividade da CHX é dada pelo facto de que, uma vez adsorvida às superfícies intra-orais, só lentamente é deslocada pelos iões de cálcio da saliva. No entanto, a natureza dicatónica que torna a CHX extremamente interactiva com aniões não só é relevante para a sua eficácia e segurança, como também contribui para os efeitos secundários locais e para as dificuldades enfrentadas na formulação do produto.

Experiências in vivo utilizando CHX marcada com 14C-anel mostraram uma correlação entre a ação clínica e a retenção de CHX na cavidade oral. Estes estudos sugerem uma libertação lenta do antissético das superfícies, o que foi sugerido para produzir um meio antibacteriano prolongado na cavidade oral. A CHX está disponível sob a forma de sais de digluconato, acetato ou cloridrato, sendo os sais de digluconato e acetato solúveis em água e o sal de cloridrato fracamente solúvel em água. A maioria dos estudos e das formulações e produtos orais utiliza o sal de digluconato, fabricado como um concentrado a 20% V/V.

Introdução

A clorexidina (CHX) é um antibacteriano utilizado em numerosas aplicações. É uma polibiguanida catiónica (bisbiguanida) utilizada principalmente sob a forma de sais, di-hidrocloreto, diacetato e digluconato. A clorexidina é um dos medicamentos incluídos na Lista de Medicamentos Essenciais da Organização Mundial de Saúde, uma lista dos medicamentos mais importantes necessários num sistema de saúde básico. A um pH fisiológico, os sais de clorexidina dissociam-se e libertam o catião clorexidina, carregado positivamente. O efeito bactericida resulta da ligação desta molécula catiónica às paredes celulares bacterianas carregadas negativamente. A baixas concentrações de clorexidina, isto resulta num efeito bacteriostático; contudo, a concentrações relativamente mais elevadas, a rutura da membrana resulta na morte celular. A clorexidina é ativa contra organismos Gram-positivos e Gram-negativos, anaeróbios facultativos, aeróbios e leveduras. A clorexidina é particularmente eficaz contra bactérias Gram-positivas em concentrações ≥ 1 μg/l. São necessárias concentrações significativamente mais elevadas (10 a mais de 73 μg/ml) para bactérias Gramnegativas e fungos[65]. A clorexidina é frequentemente utilizada como ingrediente ativo em vários enxaguatórios bucais em medicina periodontal como um dos agentes antiplaca mais eficientes. Foi demonstrado que tem uma ação bactericida imediata e uma ação bacteriostática prolongada devido à adsorção na superfície do esmalte revestido de película66. Se não for desactivada, a clorexidina dura mais tempo na boca do que outros elixires bucais, razão pela qual ainda hoje é considerada o agente antiplaca mais preferido. A eficácia clínica da clorexidina como componente está bem documentada por muitos ensaios clínicos resumidos em artigos de revisão; no entanto, o uso contínuo de clorexidina por períodos prolongados também levou à coloração dos tecidos da cavidade oral, sendo esta uma das limitações mais importantes do uso a longo prazo da clorexidina[67]. A descoloração acastanhada dos dentes e da língua deve-se à desintegração das membranas bacterianas, levando à desnaturação das proteínas bacterianas[68]. Ao mesmo tempo, os iões dissulfureto são reduzidos a tióis que formam complexos de cor escura com iões férrico (III) presentes na saliva[69].

Verificou-se também que a utilização prolongada de clorexidina reduz as sensações de sabor amargo e salgado, embora de forma reversível. A clorexidina é desactivada pela formação de sais insolúveis com compostos aniónicos, incluindo os tensioactivos aniónicos normalmente utilizados como detergentes em dentífricos e outros enxaguatórios bucais, espessantes aniónicos como os carbómeros e emulsionantes aniónicos como os polímeros cruzados de acrilatos/C10-30 alquilacrilatos, entre muitos outros. Por este motivo, os elixires bucais de clorexidina devem ser utilizados com um intervalo de tempo mínimo e antes ou depois da utilização de determinados produtos com os quais possa ter uma propensão para interagir.

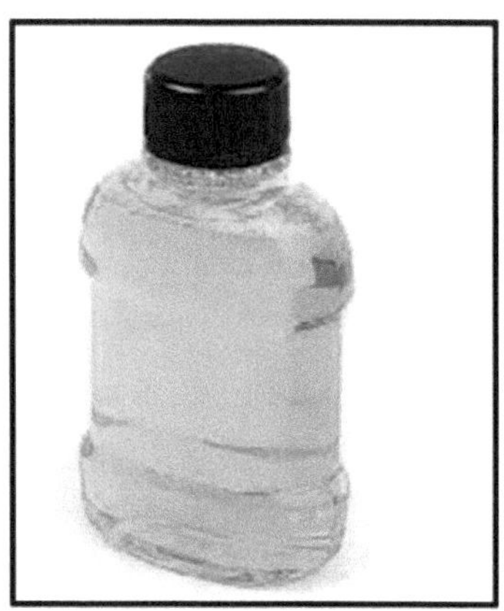

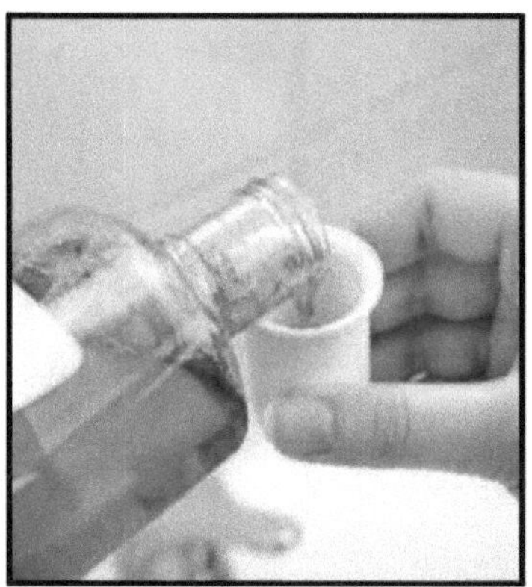

Farmacodinâmica da clorexidina na cavidade oral

Após o primeiro relato de inibição completa da formação de placa bacteriana pela clorexidina[70], tornou-se rapidamente evidente que o efeito não podia ser explicado por uma supressão geral da flora oral devido à eliminação de bactérias apenas durante o enxaguamento bucal. Gjermo et al (1970)[71] mostraram que vários outros agentes antibacterianos com uma atividade in vitro igual ou mais forte contra as bactérias salivares não foram capazes de prevenir a formação de placa bacteriana in vivo, com a possível exceção do cloreto de benzalcónio, um composto de amónio quaternário com uma forte carga catiónica. Através da utilização in vivo de clorexidina marcada com 14C-ring, foi demonstrado que cerca de 30% do agente introduzido num enxaguamento bucal convencional (10 ml de solução aquosa a 0,2% de digluconato de clorexidina durante um minuto) foi retido na cavidade oral quando a quantidade foi engolida. Uma vez que é improvável a penetração de qualquer quantidade significativa de clorexidina através da mucosa oral, é concebível que a maior parte desta se encontre ligada às estruturas de superfície da cavidade oral, provavelmente às glicoproteínas que cobrem a maioria das estruturas de superfície oral. A quantidade retida durante o enxaguamento bucal depende da concentração, da dosagem e do tempo de enxaguamento. Foi demonstrado que as interações clorexidina-proteína são de natureza eletrostática e, por conseguinte, reversíveis e dependentes do pH. As experiências que utilizaram colutórios de clorexidina com pH baixo apoiaram a noção de que os grupos carboxilo nas proteínas da superfície desempenhavam um papel importante na retenção da clorexidina dos colutórios e mostraram que a retenção da clorexidina nas superfícies orais era inibida pela redução do pH das soluções de lavagem (pH = 3), resultando numa inibição reduzida da placa bacteriana. Além disso, foi demonstrado que os enxaguamentos bucais ácidos após um enxaguamento bucal convencional com clorexidina removiam a maior parte do fármaco retido, em contraste com o que se obtinha com os enxaguamentos com água (65% vs. 25%, respetivamente), e reduziam fortemente a capacidade de inibição da placa bacteriana do agente. Estes estudos deram origem a um modelo explicativo da farmacodinâmica da clorexidina na cavidade oral. A implicação do modelo é que a morte instantânea de bactérias na boca durante o enxaguamento com um agente antibacteriano é menos importante do que a capacidade do agente de ser retido na boca com ligação reversível. Assim, as superfícies orais podem atuar como um reservatório, libertando moléculas do agente durante um período de tempo prolongado em quantidades suficientes para manter um ambiente bacteriostático na cavidade oral e impedir as bactérias das actividades metabólicas normais necessárias para a multiplicação e aderência. Este modelo de explicação foi questionado por Jenkins et al (1988). No entanto, as suas experiências carecem dos controlos necessários para apoiar cientificamente a sua conclusão.

Os efeitos que observaram devem-se muito provavelmente à desinfeção regular (duas vezes por dia) das placas de esmalte usadas na boca e não a um efeito bacteriostático obtido por uma libertação lenta da clorexidina previamente retida. Foi demonstrado que estes princípios funcionam anteriormente e não se limitam a agentes com propriedades substantivas. Foi sugerido que a clorexidina pode estar envolvida na inibição da aderência das bactérias às superfícies e umas às outras, competindo com o cálcio pelos locais de retenção, podendo assim impedir a formação de pontes de cálcio entre as bactérias e as superfícies orais ou entre as bactérias (Rolla e Melsen 1975). Há indicações de que concentrações elevadas de cálcio podem inibir o efeito da clorexidina in vivo, e Skjorland et al (1978) mostraram um certo efeito na formação da placa bacteriana por iões de magnésio que não possuem atividade antibacteriana, apoiando a ideia de que as reacções químicas não específicas estão a funcionar in vivo. Outras observações questionam se estas interações não específicas são importantes para a adesão bacteriana. No entanto, a clorexidina pode provavelmente também inativar a glucosiltransferase, que se crê ser importante na adesão bacteriana[71]. Bonesvoll e Olsen (1974) mostraram que a influência de dentes sem placa bacteriana na quantidade de clorexidina retida in vivo era insignificante e concluíram que a mucosa oral constituía a estrutura mais importante para a retenção do agente na boca. No entanto, mostraram também que uma quantidade significativa podia ser retida na placa bacteriana dos dentes. Este facto pode ter importância quando se explica o efeito inibidor de cáries da clorexidina. No seu estudo comparativo, Gjermo et al (1970) descobriram que o único agente que mostrava um efeito significativo na formação da placa bacteriana, para além da clorexidina, era o cloreto de benzalcónio. Esta formulação pertence à família dos compostos de amónio quaternário que possuem uma forte carga positiva, tal como as bisbiguanidas. Assim, foi demonstrado que o quaternário é retido na cavidade oral humana num grau ainda mais elevado do que a clorexidina. Os mesmos autores mostraram que o enxaguamento duas vezes por dia com concentrações equimolares de cloreto de cetilpiridínio, cloreto de benzalcónio e clorexidina revelou algum efeito inibidor da placa bacteriana do quaternário, mas não comparável ao da bisbiguanida. No entanto, os estudos de depuração mostraram que a concentração dos agentes na saliva após enxaguamentos bucais simples era muito diferente para a clorexidina e os dois compostos quaternários. Após 4 horas, as concentrações dos quaternários na saliva eram significativamente inferiores às da clorexidina e provavelmente inferiores às concentrações bacteriostáticas.

A clorexidina, por outro lado, pôde ser detectada em concentrações bacteriostáticas após 8 horas e também foi encontrada em concentrações detectáveis até 24 horas após um único enxaguamento bucal com 10 ml de uma solução aquosa de 2,2 mmol/L durante 1 minuto. Além disso, foi também demonstrado que o enxaguamento quatro vezes por dia com os compostos de amónio quaternário resultou em valores de índice de placa semelhantes aos obtidos quando a clorexidina foi utilizada duas vezes por dia. Estes resultados demonstraram claramente não só a importância da retenção inicial do agente, mas também a importância da taxa de eliminação dos locais de ligação. Além disso, foram sugeridos outros agentes catiónicos - piperazina e octenedina - para o controlo químico da placa bacteriana. Há razões para crer que estes agentes podem apresentar propriedades farmacodinâmicas na cavidade oral semelhantes às das bisbiguanidas e dos sais de amónio quaternário, constituindo assim alternativas futuras interessantes. No entanto, até à data, a piperazina e a octenedina não foram suficientemente testadas para serem recomendadas para uso clínico.

Farmacocinética da clorexidina na cavidade oral

Uma extensa investigação, que remonta há mais de uma década, desenvolveu abordagens quimioterapêuticas para o controlo da placa microbiana e das infecções orais, estando disponíveis em abundância tanto preparações de venda livre como medicamentos sujeitos a receita médica. Os medicamentos para a terapia de doenças orais têm sido tradicionalmente administrados por aplicação tópica localizada sob a forma de elixires, géis e pastas de dentes e raramente por meios sistémicos. Os estudos também levaram ao desenvolvimento de dispositivos de libertação lenta capazes de proporcionar concentrações de fármaco muito mais elevadas no local da doença durante períodos prolongados. As caraterísticas farmacocinéticas ditam frequentemente os resultados terapêuticos (Goodson 1987). Os agentes para a terapia medicamentosa de infecções orais variam muito nas caraterísticas que se relacionam mais diretamente com a farmacocinética: potência, permeabilidade, eficácia intrínseca e substantividade. Além disso, independentemente do agente utilizado ou do modo de administração, o fluxo de fluido salivar e crevicular afecta grandemente o sucesso da terapia medicamentosa para doenças orais.

Caraterísticas do medicamento

Devem ser consideradas várias caraterísticas na escolha de fármacos e agentes para utilização no controlo da placa bacteriana e da infeção oral, bem como na seleção de um sistema de administração adequado. Estas incluem a toxicidade, a potência, a permeabilidade, a eficácia intrínseca e a substantividade. Exceptuando a gengiva, o dorso da língua e o palato duro, as membranas mucosas orais estão cobertas por epitélio não queratinizante, um tecido eficiente na absorção de muitos fármacos e agentes aplicados topicamente. Consequentemente, os fármacos destinados a uso tópico oral devem ter baixa toxicidade aguda e crónica. A potência do fármaco é extremamente importante para a determinação da dose, frequência e via de administração e formulação. Alguns deles - como os antibióticos, a sanguinarina e a clorexidina - têm potências muito elevadas. Os agentes mais potentes são preferíveis devido à relativa facilidade de manter níveis antibacterianos efectivos. As caraterísticas de permeabilidade e solubilidade são determinantes importantes da eficácia. Muitos dos agentes de aplicação tópica em uso - incluindo a clorexidina, a sanguinarina e o cetilpiridínio - são moléculas grandes e altamente carregadas que são pouco absorvidas e apresentam baixa toxicidade. A eficácia intrínseca de um fármaco é a fração do efeito máximo alcançável que pode ser obtida, geralmente indicada como uma percentagem. A eficácia intrínseca máxima de um agente antibacteriano seria a sua capacidade de inibir completamente o crescimento microbiano. Nenhum dos agentes utilizados nos elixires bucais é capaz de atingir este objetivo na aplicação clínica. Evans et al (1977) testaram os efeitos inibitórios da clorexidina no crescimento de mutantes de Streptococcus. Um elevado grau de substantividade é uma das caraterísticas mais importantes dos medicamentos e agentes a utilizar no controlo da placa microbiana. O termo transmite a ideia de uma associação prolongada entre um material e um substrato, uma associação que é maior ou mais prolongada do que seria de esperar com uma simples deposição mecânica. Os agentes com elevada substantividade manifestam uma ligação não específica por forças de Van der Waals, atração iónica, atração hidrofóbica ou ligação covalente a locais que não o local primário de ação do fármaco, como o seu recetor. Os agentes com elevada substantividade são altamente desejáveis para aplicação tópica oral, desde que o compartimento de ligação não específica esteja em equilíbrio com o local de ação, uma fração significativamente grande da dose administrada esteja ligada e a constante de dissociação do reservatório do local de ligação não específica seja suficientemente elevada para fornecer níveis terapêuticos de fármaco ou agente livre. Quando o reservatório do fármaco ligado de forma não específica não está em equilíbrio com o local de ação, não se observa qualquer efeito benéfico do fármaco. Por exemplo, uma solução de corante de eritrosina utilizada como colutório não atinge o equilíbrio com o fluido das bolsas periodontais, nem os colutórios antibacterianos afectam a flora das bolsas subgengivais. Os agentes variam muito no que diz respeito à fração da dose administrada que permanece no compartimento de ligação não específica. Por exemplo, aproximadamente 30% da quantidade total de clorexidina em 10 ml de um enxaguamento a 0,2% mantido na boca durante um minuto é retida. A constante de associação do agente ao seu local de ligação tem de ser suficientemente elevada para resultar numa elevada substantividade, mas suficientemente baixa para permitir a libertação de concentrações farmacologicamente activas dos agentes ao longo do tempo. A clorexidina foi significativamente mais eficaz na supressão da formação de placa e na redução da placa pré-formada do que o placebo ou a sanguinarina, embora a concentração inibitória mínima para 90% dos organismos testados fosse quatro vezes maior para a clorexidina do que para a sanguinarina. Assim, ambos os agentes demonstram atividade antimicrobiana in-vitro e substantividade. A concentração de fármaco na saliva após um enxaguamento pode ser considerada um reflexo da quantidade de fármaco livre disponível para difusão a partir de locais ligados. Se a afinidade for elevada, aparecerão níveis baixos na saliva e o desaparecimento será rápido. A atividade antibacteriana persiste na saliva durante, pelo menos, 2 horas após o enxaguamento com clorexidina, e o tempo de meia libertação na saliva é de aproximadamente 2 horas. O primeiro ponto a ser destacado desta simulação é que os indivíduos podem diferir substancialmente no benefício que recebem do enxaguamento diurno. A depuração da clorexidina num indivíduo de "alta retenção" (T1/2 = 4 horas) é comparada com a de um indivíduo de retenção média (T1/2 = 1,75 horas). Com o sujeito de alta retenção, a atividade antibacteriana foi mantida durante aproximadamente oito horas a partir de um único enxaguamento diurno. Com o sujeito de retenção média, a atividade antibacteriana foi mantida durante três horas. Embora as diferenças na taxa de fluxo salivar não tenham sido avaliadas no estudo de Bonesvoll (1977), parece provável que algumas, se não todas, as diferenças entre as taxas de eliminação da clorexidina dos indivíduos possam ser atribuídas às diferenças na taxa de fluxo salivar . Independentemente da causa das diferenças individuais na depuração da clorexidina, é evidente que, para obter resultados óptimos, a frequência do enxaguamento deve ser ajustada à depuração individual do medicamento. O segundo ponto ilustrado nesta simulação é que um único enxaguamento à noite irá provavelmente manter a atividade antibacteriana durante todo o período noturno, independentemente das caraterísticas de retenção do sujeito. Isto deve-se principalmente às baixas taxas de fluxo salivar que ocorrem durante o sono. Por esta razão, o mesmo princípio seria aplicável a indivíduos com xerostomia. A seleção de um sistema de distribuição adequado é um ingrediente importante na utilização de agentes antimicrobianos para controlar a placa microbiana e tratar infecções oro-dentárias. Os enxaguatórios bucais apresentam um perfil de concentração exponencial caraterístico. As concentrações iniciais são geralmente de 20 a 50 vezes a CIM. Após a expetoração, os níveis de fármaco caem rapidamente para cerca de um décimo da sua concentração inicial e diminuem exponencialmente com intervalos de 0,5 a 4 horas. Através do tratamento inicial com concentrações elevadas, a atividade antibacteriana pode ser mantida por períodos de várias horas, dependendo das caraterísticas de substantividade do agente utilizado e da taxa de fluxo salivar. Os estudos farmacocinéticos com o gluconato de clorexidina para enxaguamento oral indicam que aproximadamente 30% do ingrediente ativo, gluconato de clorexidina, é retido na cavidade oral após o enxaguamento. Este fármaco retido é libertado lentamente nos fluidos orais. Estudos realizados em seres humanos e animais demonstram que o gluconato de clorexidina atingiu um pico de 0,206 µg/g em seres humanos 30 minutos após a ingestão de uma dose de 300 mg do medicamento. Níveis detectáveis de gluconato de clorexidina não estavam presentes no plasma desses indivíduos 12 horas após a administração do composto. A excreção do gluconato de clorexidina ocorreu principalmente através das fezes (-90%). Menos de 1% do gluconato de clorexidina destes indivíduos foi excretado na urina.

Modo de ação

A clorexidina é uma bisbiguanida catiónica com um amplo espetro de atividade antibacteriana, baixa toxicidade para os mamíferos e uma forte afinidade para se ligar à pele e às membranas mucosas (Denton 1991). A clorexidina tem um amplo espetro de atividade que abrange bactérias gram-positivas e gram-negativas, leveduras, dermatófitos e alguns vírus lipofílicos[72]. A sua atividade antimicrobiana é do tipo membranar[73]. A ação antibacteriana das biguanidas foi revista por Woodcock (1988) e relacionada com o mecanismo de ação da clorexidina proposto por Russell e Chopra (1990) e Denton (1991). Curiosamente, e de forma crítica, a clorexidina apresenta efeitos diferentes em concentrações diferentes; em concentrações baixas, o agente é bacteriostático, enquanto que em concentrações mais elevadas o agente é bactericida. Os níveis reais a que os efeitos bacteriostáticos e bactericidas se manifestam variam consoante as espécies bacterianas[74]. A ação antibacteriana da clorexidina é fundamentada com base no facto de a membrana celular bacteriana ser carateristicamente carregada negativamente. A molécula catiónica de clorexidina é rapidamente atraída para a superfície celular bacteriana carregada negativamente, com uma adsorção específica e forte aos compostos que contêm fosfato. Isto altera a integridade da membrana celular bacteriana e a clorexidina é atraída para a membrana celular interna. A clorexidina liga-se aos fosfolípidos da membrana interna, levando a um aumento da permeabilidade da membrana interna e à fuga de componentes de baixo peso molecular, como os iões de potássio. Nesta fase bacteriostática (subletal), os efeitos da clorexidina são reversíveis; a remoção do excesso de clorexidina por neutralizadores permite a recuperação da célula bacteriana (Denton 1991). Isto implica que as alterações estruturais da membrana citoplasmática causadas por níveis baixos de clorexidina são menores quando comparadas com os danos graves causados por concentrações mais elevadas (níveis bactericidas) do agente. O aumento da concentração de clorexidina provoca danos progressivamente maiores na membrana [75,76]. À medida que a concentração de clorexidina aumenta, a fuga de componentes citoplasmáticos de baixo peso molecular diminui, reflectindo a coagulação e precipitação do citoplasma pela formação de complexos de fosfato, como o trifosfato de adenosina e os ácidos nucleicos. As micrografias de electrões mostram que o citoplasma destas células está quimicamente precipitado; esta fase bactericida é irreversível. Tem sido difícil demonstrar locais de ligação específicos na membrana para a clorexidina, principalmente devido aos vários efeitos diferentes que o agente causa ao romper a membrana e também devido à escassez de dados neste domínio. Trabalhando com a alexidina e a clorexidina, Chawner e Gilbert[82] sugerem que podem existir locais de ligação específicos para estas moléculas na membrana bacteriana ou diferentes interações intramoleculares das duas moléculas na membrana e que as diferenças na substituição do grupo terminal entre as biguanidas afectam a sua capacidade de produzir domínios lipídicos na membrana celular. Russell e Furr (1986) sugeriram que a membrana externa de algumas estirpes mutantes de Escherichia coli pode constituir um mecanismo através do qual as bactérias são menos susceptíveis à clorexidina, sendo que a membrana interna não parece estar envolvida. A diferença de efeitos da clorexidina nas membranas externa e interna sugere um certo grau de especificidade da ação da clorexidina na(s) membrana(s). Addy e Kornman (1986)[83] atribuíram a atividade antiplaca superior da clorexidina à sua propriedade de persistência (substantividade). Kornman (1986) diferenciou os anti-sépticos em agentes antiplaca de primeira e segunda geração, dependendo do facto de apresentarem ou não a capacidade de persistir na cavidade oral. A pH fisiológico, a clorexidina é uma grande molécula dicatónica, (1, 6-di (4- clorofenil- diguanido) hexano, com a carga positiva distribuída pelos átomos de azoto de cada lado da ponte de hexametileno. Assim, a clorexidina tem a capacidade de se adsorver a superfícies carregadas negativamente, como as membranas celulares bacterianas, onde exerce os seus efeitos bacteriostáticos e bactericidas. A clorexidina também se liga às diferentes superfícies da cavidade oral (dentes e mucosa) e também à película e à saliva; por exemplo, após um único enxaguamento com clorexidina, a própria saliva exibe atividade antibacteriana até 5 horas, enquanto que a persistência nas superfícies orais demonstrou suprimir as contagens bacterianas salivares durante mais de 12 horas[84]. Assim, embora a clorexidina seja capaz de se ligar a diferentes elementos com carga aniónica na cavidade oral, também mantém a sua atividade antibacteriana durante várias horas[85]. Dado que a formação de placa ocorre na superfície do dente, paradoxalmente, a ligação da clorexidina à superfície do dente coberta de película foi considerada pequena em comparação com a envolvida nas interações clorexidina-proteína noutras superfícies orais, considerando-se que nem os dentes nem a língua eram de grande importância como locais receptores para a clorexidina na prevenção da acumulação de formação de placa aumentada pela sacarose. Isto levou à especulação de que era a interação da clorexidina noutros locais que não as superfícies dentárias que eram importantes para o efeito antiplaca da clorexidina. Isto envolveu um "reservatório" de clorexidina lentamente dessorvido de todas as superfícies orais, resultando num meio bacteriostático na boca. Rolla e Melsen (1975) postularam que a clorexidina, dessorvida da mucosa oral, poderia ter três mecanismos de inibição da placa bacteriana.

1. influencia a formação da película, bloqueando os grupos ácidos das glicoproteínas salivares, reduzindo assim a adsorção de proteínas nas superfícies dentárias;
2. uma influência na adsorção da placa bacteriana nas superfícies dos dentes, ligando-se à superfície bacteriana em quantidades subletais; e
3. influencia a formação da placa bacteriana ao precipitar os factores de aglutinação na saliva e ao deslocar o cálcio da matriz da placa bacteriana.

No entanto, Jenkins et al (1988)86 mostraram que o crescimento da placa bacteriana em pastilhas de esmalte foi inibido igualmente bem pela clorexidina a 0,2% aplicada topicamente ou por enxaguamento. Consideraram, através da microscopia eletrónica das pastilhas de esmalte, que a clorexidina alcançava o seu efeito antiplaca como resultado de uma ação bactericida imediata no momento da aplicação, seguida de uma ação bacteriostática prolongada como resultado da adsorção da clorexidina à superfície de esmalte revestida de película. Assim, a fixação bacteriana na superfície do esmalte não é totalmente inibida, mas o crescimento bacteriano é retardado pelos efeitos bacteriostáticos na superfície. Isto implicava que a clorexidina ligada à superfície do dente era de maior importância na prevenção da formação da placa bacteriana do que se pensava inicialmente. Talvez valha a pena tentar explicar a diferença entre estes resultados e os de Waaler e Rolla (1985), o que pode residir nos resultados de Davies (1973), que considerou que o aumento da formação de placa bacteriana pela sacarose pode reduzir os efeitos da clorexidina, de tal forma que os baixos níveis "bacteriostáticos" de clorexidina já não são capazes de penetrar na parede celular das bactérias da placa bacteriana cultivadas na presença de excesso de sacarose. Com base no trabalho de Jenkins et al (1988), vale a pena reavaliar o conceito de um reservatório oral de clorexidina como a base da atividade antiplaca deste antissético. Para que este reservatório oral crie um "meio bacteriostático", deve haver adsorção da clorexidina à mucosa oral e à saliva no momento da aplicação, seguida de uma dessorção progressiva ao longo do tempo, resultando numa redução do desafio bacteriano à superfície dentária através da adsorção irreversível da clorexidina à célula bacteriana. A clorexidina deve deslocar-se da mucosa, da saliva, etc., para a célula bacteriana. Os métodos de análise da clorexidina dessorvida não distinguem entre clorexidina "livre" (se tal entidade puder ocorrer num enxaguamento bucal com material proteico), clorexidina ligada reversivelmente e clorexidina ligada irreversivelmente a proteínas. Assim, não há provas de que a clorexidina seja lentamente dessorvida das superfícies orais; é sempre provável que esteja ligada à saliva, às células epiteliais, à película, às bactérias, etc.

Além disso, a menos que se acredite que há uma remoção preferencial da saliva (pela clorexidina) das bactérias que são capazes de começar a colonizar a superfície do dente, não se pode explicar facilmente por que o reservatório oral tem um efeito antiplaca. Embora a clorexidina possa reduzir as contagens de bactérias salivares - um único enxaguamento com clorexidina pode reduzir a flora oral em mais de 90% durante várias horas, muitos milhões de bactérias presentes na saliva e nas superfícies orais ainda não são afectadas. Como a cavidade oral não pode ser esterilizada, tem de haver um desafio contínuo à superfície dentária por parte das bactérias que são capazes de iniciar o processo de formação da placa bacteriana. Como a clorexidina ligada à saliva não erradicou as bactérias formadoras de placa, parece lógico assumir que o processo de prevenção da placa ocorre na própria superfície do dente - pela clorexidina ligada ao dente.

Efeito na formação inicial da placa

Imediatamente após a aplicação de Clorexidina na cavidade oral em concentrações bactericidas, uma quantidade substancial de bactérias é morta. Foi registada uma redução do número de bactérias na saliva de 50% a 90%, no entanto, de acordo com Stalfors (1962), esta redução não seria suficiente para evitar a formação de placa bacteriana. Tendo em consideração a rápida reprodução das bactérias na cavidade oral, calculou que 99% das bactérias teriam de ser mortas duas vezes por dia para evitar a formação de placa bacteriana. No entanto, devido à substantividade (retenção e libertação sustentada) da clorexidina e compostos relacionados, uma concentração bacteriostática destes medicamentos pode ser mantida na saliva durante várias horas após a aplicação. As bactérias numa fase bacteriostática não se multiplicam e a sua atividade metabólica é fortemente inibida, provavelmente prejudicando a sua capacidade de produzir as substâncias necessárias para a adesão. Além disso, a presença de moléculas catiónicas fortes (bisbiguanidas, compostos de amónio quaternário) pode interferir com os mecanismos de adesão não específicos, competindo com, por exemplo, iões de cálcio pelo local de retenção. Um efeito seletivo sobre algumas das bactérias envolvidas na formação precoce da placa pode também desempenhar um papel neste contexto.

Efeito sobre a placa estabelecida

Foi demonstrado que aplicações frequentes (seis vezes por dia) de colutórios de clorexidina (10 ml de clorexidina a 0,2%) provocam a dispersão e a eliminação da placa bacteriana existente. A aplicação tópica de fortes concentrações deste medicamento e de outros agentes antimicrobianos pode ter efeitos semelhantes. Bonesvoll e Olsen (1974) demonstraram que a placa bacteriana estava presente nos dentes quando a clorexidina foi aplicada, uma vez que um enxaguamento bucal convencional (10 ml de clorexidina a 0,2%) reteria uma quantidade substancial do agente. A clorexidina retida na placa bacteriana está provavelmente ligada a grupos fosfato nas superfícies bacterianas e a sulfatos em grupos tiol de enzimas bacterianas ligadas à superfície. Verificou-se também que a clorexidina e outras substâncias catiónicas e iões metálicos inibem a produção de ácido na placa bacteriana estabelecida em condições experimentais em seres humanos. Verificou-se que a duração deste efeito depende da capacidade do agente de ser retido na cavidade oral e na placa bacteriana, bem como da sua taxa de libertação dos locais de ligação. Para além de reduzir o desafio ácido à superfície dentária per se, o efeito também pode ser que os organismos acidófilos e cariogénicos, tais como os mutantes S, tenham condições menos favoráveis para a colonização. O efeito inibidor de cáries esperado da Clorexidina tem apoio em experiências clínicas, mas os mecanismos por detrás do efeito ainda não são conhecidos.

No entanto, parece que a presença e a quantidade de S. mutantes podem ser utilizadas com sucesso para fins de rastreio, para selecionar indivíduos de alto risco e para avaliar o efeito do tratamento bacteriano anti destinado a estabelecer uma flora oral não cariogénica.

Em resumo, existem três mecanismos possíveis sugeridos para a ação antiplaca da clorhexidina

1. O bloqueio eficaz dos grupos ácidos das glicoproteínas salivares reduz a sua adsorção à hidroxiapatite e a formação da película adquirida;
2. A capacidade das bactérias para se ligarem às superfícies dentárias pode ser reduzida pela adsorção da clorexidina aos polissacáridos extracelulares das suas cápsulas ou glicocálices; este mecanismo é de particular interesse, uma vez que outros estudos demonstraram que, quando a sacarose é adicionada a suspensões bacterianas in vitro, o efeito antibacteriano da clorexidina é efetivamente reduzido. A produção de polissacáridos extracelulares aumenta na presença de sacarose. Uma maior proporção do fármaco é então absorvida pelos revestimentos celulares e menos está disponível para atuar sobre a membrana celular dos microrganismos para afetar a sua morte direta.
3. A clorexidina pode competir com os factores de aglutinação dos iões de cálcio na placa bacteriana; estudos laboratoriais sugeriram que a clorexidina pode ligar-se à hidroxiapatite. No entanto, considera-se atualmente que a afinidade da clorexidina pelas proteínas ácidas da película, da placa, do cálculo, da mucosa oral e das superfícies das membranas celulares bacterianas é de maior significado clínico do que a sua afinidade pela hidroxiapatite.

Potenciais efeitos adversos da clorexidina: Desde 1954, a clorexidina tem sido utilizada clinicamente para diversos fins. O efeito da clorexidina na mucosa oral foi testado e a sua capacidade inibidora de cálculos também foi estudada por Schroeder (1969). No entanto, não foi registado qualquer efeito nocivo na mucosa oral. No entanto, mais tarde, em 1971, Flora e colaboradores efectuaram um estudo durante um período de 4 meses sobre os efeitos secundários da clorhexidina. O ensaio clínico observou que a utilização de clorexidina estava associada a problemas que mereciam uma análise mais aprofundada. Estes incluíam efeitos secundários orais e outros associados.

Efeitos adversos relacionados com a cavidade oral

A. Coloração: Quando utilizada como enxaguante bucal, a clorexidina tem vários efeitos secundários orais locais[87], sendo o mais comum uma descoloração acastanhada dos dentes, de alguns materiais de restauração, da mucosa e, nomeadamente, do dorso da língua, diminuindo a adesão do doente. A quantidade de coloração parece estar dependente do modo de aplicação, da concentração e da presença dos potenciais agentes descolorantes dentro dos factores externos, incluindo a dieta. Os mecanismos de origem da coloração por clorexidina ainda são debatidos.

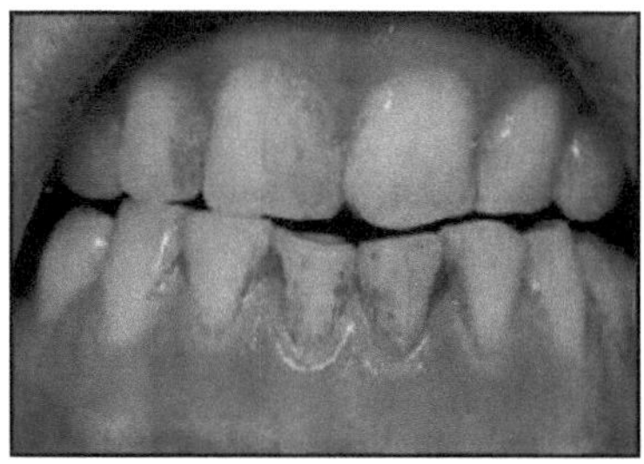

1. Degradação da molécula de clorexidina para libertar paracloranilina: A degradação da molécula de clorexidina para libertar paracloranilina parece ocorrer durante a armazenagem ou como resultado de processos metabólicos;
2. Catálise das reacções de Maillard: as reacções de escurecimento não enzimáticas catalisadas pela clorexidina são uma possibilidade teórica; no entanto, as provas são

inconclusivas. Uma série de reacções químicas entre açúcares e aminoácidos, denominadas reacções de escurecimento não enzimáticas ou reacções de Maillard, conduzem à produção de produtos finais metabólicos que são responsáveis por este efeito secundário proeminente. Em testes clínicos , 56% dos utilizadores de enxaguamento oral exibiram um aumento mensurável da coloração nos aspectos faciais dos dentes anteriores, em comparação com 35% dos utilizadores de controlo após 6 meses;

3. Desnaturação de proteínas com formação de sulfuretos metálicos: Desnaturação de proteínas produzida pela clorexidina com a interação de radicais de sulfureto expostos com iões metálicos
4. de fontes alimentares são também teoricamente consideradas como uma causa possível para as manchas observadas com a utilização prolongada de clorexidina
5. Precipitação de cromogéneos alimentares aniónicos: Precipitação de cromogéneos alimentares aniónicos por anti-sépticos catiónicos, incluindo a clorexidina e numerosos
6. Os iões metálicos polivalentes como explicação para o fenómeno da coloração são bem suportados. Assim, os anti-sépticos ou iões metálicos ligados localmente na mucosa ou nos dentes podem reagir com polifenóis em substâncias dietéticas para produzir manchas.

B. Gosto amargo/perturbação do paladar (disgeusia): As soluções aquosas de CHX têm um sabor muito amargo, levando a uma alteração transitória da perceção do sabor (disgeusia). Testes objectivos da sensação gustativa também confirmaram um efeito transitório na perceção do sabor doce e salgado, sendo o sabor salgado preferencialmente afetado;

C. Descamação da mucosa: A descamação e subsequentes ulcerações e erosões da mucosa oral relacionadas com os elixires bucais com bisbiguanidas foram esporadicamente relatadas e foram explicadas pela precipitação da camada de mucina, enfraquecendo o seu efeito lubrificante. Foram registados alguns casos de descamação dolorosa da mucosa oral após a utilização de bochechos com clorexidina. Este efeito secundário é, no entanto, dependente da concentração. Para manter a dose e, consequentemente, o efeito, é necessário enxaguar um volume duplo. A diluição da formulação de 0,2% para 0,1%, mas enxaguando com todo o volume para manter a dose, geralmente alivia o problema. Raramente se observam erosões com os produtos de enxaguamento 0,12% utilizados num volume de 15 ml.

Para além destes, são também observados alguns efeitos adversos relacionados com a região para-oral, que incluem

D. Inchaço unilateral ou bilateral da parótida: Embora não seja um efeito adverso comum, trata-se de uma ocorrência extremamente rara, sem explicação plausível. As notificações de infecções virais (parotidite) relacionadas com os elixires bucais com clorexidina podem provavelmente ser meramente acidentais, mas não podem ser completamente ignoradas. A IgA secretora, que é conhecida por possuir atividade antiviral, acumula-se na membrana mucosa. A possível precipitação de proteínas ácidas na camada de mucina que reveste a membrana mucosa da cavidade oral pode assim interferir com os mecanismos antivirais;

E. Aumento da formação de cálculo supragengival: Este efeito pode ser devido à precipitação de proteínas salivares nas superfícies dentárias, aumentando assim a espessura da película e/ou a precipitação de sais inorgânicos na camada de película. [40] Zannata et al, em 2010, realizaram um estudo sobre a coloração e a formação de cálculo após bochechos com clorexidina a 0,12% em superfícies sem placa e cobertas de placa num ensaio controlado aleatório. Verificou-se que a presença de placa bacteriana aumentou como um efeito secundário proeminente da utilização crónica de CHX a 0,12%. Estes resultados reforçaram a necessidade de romper o biofilme antes do início dos enxaguamentos bucais com CHX, de modo a reduzir estes efeitos secundários. Certamente, a película formada sob a influência da clorexidina mostrou uma estrutura precoce e altamente calcificada.

Produtos de clorexidina

A clorexidina foi formulada numa série de produtos.

Enxaguatórios bucais

As soluções alcoólicas aquosas de clorexidina a 0,2% foram disponibilizadas pela primeira vez na Europa, na década de 1970, para produtos de enxaguamento bucal para utilização duas vezes por dia. Foi também disponibilizado um produto para bochechos a 0,1%; no entanto, foram levantadas questões sobre a atividade do produto a 0,1% e, em alguns países, a eficácia deste produto é inferior à que seria de esperar de uma solução a 0,1%. Mais tarde, nos Estados Unidos, foi fabricado um elixir bucal a 0,12%, mas para manter as doses quase óptimas de 20 mg derivadas de 10 ml de elixir a 0,2%, o produto foi recomendado como um elixir de 15 ml (dose de 18 mg). Os estudos revelaram uma eficácia igual para os enxaguamentos a 0,2% e a 0,12% quando utilizados em doses adequadas semelhantes. Mais recentemente, foram disponibilizados enxaguamentos de clorexidina sem álcool, alguns formulados com a inclusão de CPC a 0,05%. Estas formulações demonstraram ter efeitos equivalentes na inibição da placa bacteriana e da gengivite em comparação com os enxaguamentos com clorexidina contendo álcool, mas com melhor aceitabilidade do sabor do enxaguamento sem álcool.

Gel

Está disponível um gel de clorexidina a 1% que pode ser aplicado numa escova de dentes ou em moldeiras. A distribuição do gel pela escova de dentes em toda a boca parece ser fraca e as preparações devem ser aplicadas em todas as superfícies dentárias para serem eficazes. Nas moldeiras, o gel de clorexidina foi considerado particularmente eficaz contra a placa bacteriana e a gengivite em indivíduos deficientes. A aceitabilidade deste sistema de distribuição em moldeiras por parte dos utilizadores e dos prestadores de cuidados foi considerada fraca. Mais recentemente, foram disponibilizados géis de clorexidina a 0,2% e 0,12%.

Sprays

Os sprays contendo 0,1% e 0,2% de clorexidina estão disponíveis comercialmente em alguns países. Estudos com o spray a 0,2% revelaram que pequenas doses de aproximadamente 1-2 mg aplicadas em todas as superfícies dentárias produzem uma inibição da placa bacteriana semelhante à de um enxaguamento com colutórios a 0,2%. Os sprays parecem ser particularmente úteis para os grupos de deficientes físicos e mentais, sendo bem recebidos pelos indivíduos e pelas suas carreiras.

Pasta de dentes

A clorexidina é difícil de formular em pasta dentífrica pelas razões já apresentadas e os primeiros estudos produziram resultados variáveis relativamente aos benefícios para a placa bacteriana e gengivite. Mais recentemente, uma pasta dentífrica com clorexidina a 1% com e sem flúor foi considerada superior ao produto de controlo para a prevenção da placa bacteriana e da gengivite num estudo de 6 meses de utilização em casa (Yates et al. 1993). No entanto, as pontuações de manchas foram marcadamente aumentadas, assim como a formação de cálculo supragengival, e o fabricante não produziu um produto comercial. Durante um curto período de tempo, um produto comercial esteve disponível, tendo demonstrado ser eficaz tanto para a placa bacteriana como para a gengivite. Embora eficazes, os produtos de clorexidina à base de pasta dentífrica e sprays produzem uma coloração dentária semelhante à dos colutórios e géis; as perturbações do paladar, a erosão da mucosa e os inchaços da parótida tendem a ser menores ou nunca foram notificados.

Vernizes

Os vernizes de clorexidina têm sido utilizados principalmente para a profilaxia contra as cáries radiculares, em vez de um depósito antiplaca de clorexidina na boca.

Veículos de libertação lenta

Foi produzida comercialmente uma pastilha de clorexidina para ser colocada nas bolsas periodontais como adjuvante da destartarização e do alisamento radicular.

Utilizações clínicas da cloro-hexidina

Apesar das excelentes propriedades inibidoras da placa bacteriana da clorexidina, a utilização generalizada e prolongada do agente é limitada pelos efeitos secundários locais. Além disso, devido à natureza catiónica da clorexidina e, por conseguinte, à sua fraca penetrabilidade, o antissético tem um valor limitado na terapia de condições orais estabelecidas, incluindo a gengivite, sendo muito mais valioso no modo preventivo. Foram recomendadas para a clorexidina várias utilizações clínicas, algumas bem estudadas.

Como complemento da higiene oral e da profilaxia profissional

A instrução sobre higiene oral é um fator-chave no plano de tratamento de doentes com doença periodontal e como parte do programa de manutenção após o tratamento. O controlo adequado da placa bacteriana pelos doentes periodontais é, por conseguinte, essencial para o sucesso do tratamento e para a prevenção da recorrência da doença. A clorexidina deve, portanto, aumentar a melhoria da saúde gengival através do controlo da placa bacteriana, particularmente após a profilaxia profissional para remover a placa supra e subgengival existente. Existe, no entanto, uma potencial desvantagem em utilizar um agente químico de controlo da placa bacteriana tão eficaz nesta fase do plano de tratamento periodontal. Assim, após a instrução de higiene oral, é normal, geralmente através da utilização de índices, quantificar a melhoria no controlo da placa bacteriana por parte dos pacientes assim instruídos e, em particular, a melhoria em locais específicos, que anteriormente não tinham sido observados por cada paciente. Em virtude dos excelentes efeitos de controlo da placa bacteriana da clorexidina, a resposta às instruções de higiene oral não pode ser avaliada com precisão, uma vez que o antissético irá ofuscar quaisquer deficiências na limpeza mecânica. De facto, tal como a investigação original demonstrou, com o elixir bucal de clorexidina os doentes podem manter níveis de placa quase nulos após a profilaxia profissional sem utilizar qualquer forma de higiene oral mecânica. No entanto, o elixir bucal com clorexidina pode ser útil para manter a higiene oral após a destartarização e o alisamento radicular, quando a escovagem adequada dos dentes pode ser comprometida pela dor ou sensibilidade pós-tratamento.

Pós-cirurgia oral, incluindo cirurgia periodontal ou alisamento radicular

A clorexidina pode ser utilizada no pós-operatório, uma vez que oferece a vantagem de reduzir a carga bacteriana na cavidade oral e de prevenir a formação de placa bacteriana numa altura em que a limpeza mecânica pode ser difícil devido ao desconforto. Na cirurgia periodontal, os pensos periodontais foram em grande parte substituídos pela utilização de preparações de clorexidina, em particular enxaguamentos bucais, uma vez que a cicatrização é melhorada e o desconforto reduzido. Os regimes variam, mas a clorexidina deve ser utilizada imediatamente após o tratamento e durante períodos de tempo até que o doente possa reinstituir uma higiene oral normal. Dependendo do horário da consulta, a clorexidina pode ser utilizada durante toda a fase de tratamento e por períodos de semanas após a conclusão do plano de tratamento. Se forem utilizados pensos, a clorexidina tem um valor limitado para o local pós-operatório, uma vez que não penetra por baixo dos pensos periodontais. Embora os enxaguamentos com clorexidina sejam provavelmente utilizados após o alisamento radicular por muitos clínicos, só recentemente foram publicadas provas de benefícios terapêuticos88. A ideia de desinfeção total da boca usando clorexidina tanto supra como subgengivalmente como adjuvante à raspagem e aplainamento radicular foi avaliada por um grupo em vários artigos desde 1995. No caso, poucos benefícios adjuvantes puderam ser demonstrados89. Parece que o fator mais dominante foi o tempo durante o qual o plano de tratamento não cirúrgico foi concluído. Assim, o alisamento radicular efectuado totalmente em 24 horas foi mais eficaz do que o alisamento radicular efectuado durante períodos mais convencionais de várias semanas. No entanto, uma investigação clínica semelhante não mostrou qualquer diferença entre o alisamento radicular efectuado no prazo de 24 horas e o efectuado no prazo de várias semanas.

Para pacientes com fixação do maxilar

A higiene oral é particularmente difícil quando os maxilares são imobilizados por métodos como a fixação intermaxilar. Foi demonstrado que os bochechos com clorexidina reduzem significativamente a carga bacteriana, que tende a aumentar durante a imobilização dos maxilares, e melhoram o controlo da placa bacteriana. A tendência mais recente para a utilização de placas subdérmicas ou submucosas para estabilizar fragmentos ósseos provavelmente dificulta em menor grau os procedimentos de higiene oral, desde que não haja lacerações da mucosa oral. A influência destes factores na higiene oral e, por conseguinte, o papel da formulação de clorexidina nunca foi investigado.

Para benefícios de higiene oral e saúde gengival em deficientes mentais e físicos

A clorexidina foi considerada particularmente útil em grupos institucionalizados com deficiências mentais e físicas, melhorando a higiene oral e a saúde gengival. A administração em spray de soluções a 0,2% foi considerada particularmente útil e aceitável para os doentes e os prestadores de cuidados [90].

Indivíduos medicamente comprometidos predispostos a infecções orais

Várias condições médicas predispõem os indivíduos a infecções orais, nomeadamente a candidíase. A clorexidina é eficaz como agente anticandidal, mas é mais útil quando combinada com fármacos anticandidais específicos, como a nistatina ou a anfotericina B. As indicações para o uso da clorexidina combinada com fármacos anticandidais têm sido para a prevenção de infecções orais e sistémicas nos imunocomprometidos, incluindo os que sofrem de discrasias sanguíneas, os que recebem quimioterapia e/ou radioterapia e, nomeadamente, os doentes com transplante de medula óssea[91]. O valor da clorexidina parece ser maior quando iniciada antes de surgirem complicações orais ou sistémicas. Verificou-se também que um spray de clorexidina produz benefícios sintomáticos/psicológicos a nível dos cuidados orais em doentes terminais.

Pacientes com alto risco de cárie

Os enxaguamentos ou géis de clorexidina podem reduzir consideravelmente as contagens de Streptococcus mutantes em indivíduos propensos a cáries. Além disso, e curiosamente, a clorexidina parece sinérgica com o fluoreto de sódio e a combinação de enxaguamentos com clorexidina e fluoreto parece benéfica para esses indivíduos em risco. O monofluorofosfato de sódio, por outro lado, reduz o efeito da clorexidina e provavelmente vice-versa. Recentemente, foi disponibilizado um produto de enxaguamento de clorexidina com fluoreto de sódio.

Ulceração oral recorrente

Vários estudos demonstraram que os enxaguantes bucais de clorexidina e os géis de clorexidina reduzem a incidência, a duração e a gravidade da ulceração aftosa menor recorrente[92]. O mecanismo de ação não é claro, mas pode estar relacionado com uma redução da contaminação das úlceras por bactérias orais, reduzindo assim a história natural da ulceração. Os regimes têm incluído a utilização de produtos de clorexidina três vezes por dia durante várias semanas. Curiosamente, um estudo mostrou que os enxaguamentos com triclosan reduzem a incidência de úlceras bucais recorrentes. Não existem estudos controlados sobre a clorexidina no tratamento da ulceração aftosa grave ou de outras condições erosivas ou ulcerativas orais, embora a clorexidina pareça anedoticamente ineficaz. Mais uma vez, isto pode refletir o baixo potencial terapêutico deste e de outros anti-sépticos, e a quantidade considerável de material proteico associado a estas lesões, que tenderia a inativar a clorexidina e a bloquear o acesso aos microrganismos subjacentes. Uma explicação semelhante pode ser proposta para o insucesso dos bochechos com clorexidina no tratamento da gengivite ulcerativa necrosante aguda (periodontite): mais uma prova da falta de absorção nos tecidos e biofilmes deste anti-sético catiónico.

Utilizadores de aparelhos ortodônticos removíveis e fixos

O controlo da placa bacteriana nas fases iniciais da terapia com aparelhos ortodônticos pode estar comprometido e a clorexidina pode ser prescrita durante as primeiras 4-8 semanas. Além disso, a clorexidina tem demonstrado reduzir o número e a gravidade das úlceras traumáticas durante as primeiras 4 semanas de terapia ortodôntica fixa.

Estomatite de dentadura

A clorexidina tem sido recomendada no tratamento de infecções associadas à Candida; no entanto, na prática, mesmo a aplicação de gel de clorexidina nas superfícies de encaixe das dentaduras produz, em muitos casos, uma resolução lenta e incompleta da condição. Mais uma vez, a clorexidina é menos eficaz no modo terapêutico e é mais vantajoso tratar a estomatite dentária com fármacos anti-candidíase específicos e depois utilizar a clorexidina para prevenir uma recorrência. A própria prótese pode ser esterilizada de forma útil contra a Candida através da imersão em soluções de clorexidina.

Mau odor oral

Sugeriu-se que o enxaguamento com clorexidina, bem como com outros enxaguamentos bucais anti-sépticos contendo CPC, triclosan e óleos essenciais, é útil para reduzir a halitose. Foram registadas reduções nos compostos de enxofre voláteis e no mau odor matinal com todos estes químicos[93].

Lavagem e irrigação pré-operatória imediata com clorexidina

Esta técnica pode ser utilizada imediatamente antes do tratamento operatório, particularmente quando se pretende utilizar polimento a ar, destartarização ultra-sónica ou instrumentos de alta velocidade. Este enxaguamento pré-operatório reduz significativamente a carga bacteriana e a contaminação da área operatória, do operador e do pessoal. Adicionalmente, em pacientes susceptíveis, a irrigação de clorexidina à volta da margem gengival reduz a incidência de bacteriemia[94]. No entanto, isto deve ser visto apenas como um complemento à profilaxia antimicrobiana sistémica adequada. O enxaguamento bucal com clorexidina figura agora como adjuvante da profilaxia antibiótica nas novas diretrizes do Reino Unido .

Irrigação subgengival

Numerosos agentes antimicrobianos têm sido utilizados como irritantes subgengivais na gestão e tratamento de doenças periodontais[95]. Por si só, a irrigação com agentes antimicrobianos produz efeitos pouco diferentes da utilização de soro fisiológico e são de curta duração, sugerindo que a ação é um efeito de lavagem. A irrigação combinada com o alisamento radicular parece não proporcionar benefícios adjuvantes.

POVIDONA - IODO

As propriedades antibacterianas e as utilizações da iodo-povidona em medicina estão bem estabelecidas. O elemento natural, iodo, tem sido utilizado há mais de 150 anos na antissepsia das mucosas, na terapia de infecções cutâneas e queimaduras, e no tratamento de feridas. No entanto, só após a introdução da iodopovidona, na década de 1960, foi possível empregar este microbicida altamente eficaz numa grande variedade de infecções bacterianas, fúngicas e virais. Apesar das suas impressionantes propriedades antimicrobianas, a povidona-iodo não é amplamente utilizada na prevenção e tratamento de infecções orais nos EUA e na Europa. A iodopovidona é solúvel em água, não irrita a mucosa oral saudável ou doente e não apresenta efeitos secundários adversos, tais como a descoloração dos dentes e da língua e a alteração da sensação gustativa, como se verifica com a clorexidina. As nódoas azuis de iodo-povidona em roupa engomada são removidas com água e sabão. Outros tipos de manchas de iodopovidona podem ser facilmente removidas com uma solução de tiossulfato de sódio a 5%. A iodopovidona tem o potencial de induzir hipertiroidismo devido à incorporação excessiva de iodo na glândula tiroide, pelo que deve ser utilizada apenas por curtos períodos de tempo. As contra-indicações são os doentes com hipersensibilidade ao iodo e patologia da tiroide, bem como as mulheres grávidas e lactantes, a fim de proteger o bebé. Para a irrigação subgengival, uma concentração eficaz é a de 10% de iodo povidona- aplicada repetidamente por uma seringa endodôntica para obter um tempo de contacto de, pelo menos, 5 minutos. Esta operação é geralmente efectuada após a conclusão de cada sessão de destartarização e alisamento radicular, mas também pode ser realizada antes do desbridamento mecânico para reduzir o risco de bacteriemia, particularmente em indivíduos clinicamente comprometidos e em doentes com inflamação gengival grave.

Em resumo, desde que o gargarejo com iodopovidona seja efectuado de acordo com as orientações fornecidas na bula do medicamento, a excreção urinária de iodo é de cerca de 5 mg, no máximo, e a maioria dos indivíduos normais permanecerá eutiroideia. No entanto, em certos indivíduos susceptíveis, pode desenvolver-se um hipotiroidismo moderado a grave induzido pelo iodo, em especial quando o gargarejo é feito durante um período prolongado, como no presente caso. No entanto, este hipotiroidismo resolve-se espontânea e rapidamente após a interrupção do gargarejo.

HIPOCLORITO DE SÓDIO

O hipoclorito de sódio (lixívia doméstica) tem sido utilizado como desinfetante há mais de 100 anos, como anti-sético há mais de 85 anos e como irritante endodôntico há mais de 75 anos. Em 1913, Hecker utilizou o antiform in (solução concentrada de hipoclorito de sódio) como solvente específico do epitélio no tratamento da doença periodontal. O hipoclorito de sódio tem muitas das propriedades de um agente antimicrobiano ideal, incluindo uma ampla atividade antimicrobiana, uma ação bactericida rápida, uma relativa não toxicidade nas concentrações utilizadas, ausência de cor e de manchas, facilidade de acesso e um custo muito baixo. A espécie ativa é o ácido hipocloroso (HOCl) não dissociado. O hipoclorito é letal para a maioria das bactérias, fungos e vírus. A atividade é reduzida pela presença de matéria orgânica, iões de metais pesados e pH baixo. As soluções de hipoclorito perdem gradualmente a sua força, pelo que devem ser preparadas soluções frescas diariamente, especialmente se a solução não for armazenada em recipientes fechados, castanhos e opacos, em . As desvantagens incluem a irritação das membranas mucosas quando utilizado em concentrações elevadas, o branqueamento de tecidos coloridos e o efeito de corrosão em alguns metais. Não existem contra-indicações. Uma solução de hipoclorito de sódio para irrigação subgengival pode ser preparada a partir de lixívia doméstica que, normalmente, contém 5,25-6,0% de cloro disponível. Se 1 parte de lixívia for combinada com 49 partes de água, a solução resultante conterá uma concentração de trabalho adequada de cerca de 0,1% ou 1000 p.p.m. de cloro disponível. Em situações reais de utilização, pode obter-se uma solução de lixívia de trabalho adicionando 1 colher de chá (5 ml) de lixívia doméstica a 250 ml de água (aproximadamente 2 copos grandes), e administrar a solução de lixívia subgengivalmente através de um irrigador oral comercial a uma pressão elevada. A concentração mais baixa de cloro que inativa de forma fiável as bactérias testadas in vitro é de 0,01%. Em biofilmes experimentais com vários agentes patogénicos endodônticos/periodontais, a maior atividade bactericida foi obtida com hipoclorito de sódio a 2,25% e iodopovidona a 10%, seguido de clorexidina a 0,2%. Em baixas concentrações, o hipoclorito de sódio pode ser utilizado como agente desbridante e antibacteriano tópico para feridas e úlceras cutâneas sem inibir a atividade dos fibroblastos. Kalkwarf et al. demonstraram histologicamente que a aplicação subgengival de uma solução de hipoclorito de sódio pode ser adequadamente controlada para provocar a hemólise da parede dos tecidos moles de uma bolsa periodontal com um efeito mínimo nos tecidos adjacentes e pode não exercer qualquer efeito adverso na cicatrização. Kalkwarf et al. recomendaram a utilização de irrigação subgengival com hipoclorito de sódio na fase de manutenção da terapia periodontal. A aplicação de hipoclorito de sódio pode melhorar a cicatrização histológica periodontal, como sugerido por Perova et al. que encontraram uma regeneração do tecido conjuntivo na base gengival dos locais que receberam uma aplicação de hipoclorito a 0,1% durante 10 minutos, durante a cirurgia periodontal, nitidamente melhor do que nos locais de controlo. No entanto, o tratamento com hipoclorito de sódio diluído pode não melhorar o resultado da cirurgia de retalho pediculado para a cobertura da recessão gengival. Lobene et al. mostraram que a irrigação subgengival com hipoclorito de sódio a 0,5% (solução de Dakin) causou uma redução significativamente maior e mais duradoura da placa bacteriana e da gengivite do que a irrigação com água. Em lesões localizadas de periodontite juvenil, a curetagem gengival com irrigação com hipoclorito de sódio diluído causou uma maior redução nas proporções de espiroquetas subgengivais do que a irrigação com água. O hipoclorito de sódio diluído aplicado a dentes extraídos resultou numa redução de mais de 80 vezes da endotoxina aderente em comparação com a aplicação de água. O Conselho de Terapêutica Dentária da Associação Dentária Americana propôs a utilização de hipoclorito de sódio diluído como antissético tópico, para irrigação de feridas e como enxaguamento bucal. Tendo em conta as propriedades antimicrobianas significativas do hipoclorito de sódio, o bom perfil de segurança e os dados de investigação promissores, parece racional recomendar a irrigação subgengival com hipoclorito como parte do regime de autocuidado oral dos doentes.

Antibióticos como agentes quimioterapêuticos

Os antibióticos são um tipo de agente antimicrobiano natural, semi-sintético ou sintético que destrói ou inibe o crescimento de microrganismos selectivos, geralmente em baixas concentrações. Os agentes quimioterapêuticos podem ser administrados por via sistémica ou local. Os antibióticos sistémicos podem ser um complemento necessário no controlo da infeção bacteriana, uma vez que as bactérias podem invadir os tecidos periodontais, tornando a terapia mecânica, por vezes, ineficaz. Os antibióticos, por si só, não podem ser utilizados para o tratamento da doença periodontal, exceto nos casos de infeção de Vincent e de abcesso paradentário. Noutros casos, os antibióticos podem ser inactivados por outras bactérias e não atingir o seu alvo. O biofilme de microrganismos em superfícies sólidas pode afetar a eficácia dos antibióticos. Por último, é necessária uma concentração mais elevada de antibióticos na área subgengival para que o tratamento seja eficaz. A partir daqui, pode concluir-se que os antibióticos, por si só, não são suficientes e também indicam que a instrumentação mecânica para perturbar o biofilme e remover a maior parte dos depósitos bacterianos deve preceder a terapia antimicrobiana. As doenças periodontais são causadas por diferentes formas de microrganismos e a flora periodontal nunca é constituída por uma única espécie, pelo que podem ser identificados vários agentes patogénicos ao mesmo tempo, o que complica a situação devido ao sinergismo dos diferentes tipos de microrganismos, pelo que estes factos podem tender a complicar a utilização de agentes antimicrobianos no tratamento das doenças periodontais.

Tetraciclina

As tetraciclinas têm sido amplamente utilizadas no tratamento de doenças periodontais. Têm sido frequentemente utilizadas no tratamento da periodontite refractária, incluindo a periodontite agressiva localizada. A tetraciclina tem a capacidade de se concentrar nos tecidos periodontais e inibir o crescimento de A. actinomycetemcomitans. Além disso, exercem um efeito anticolagenase que pode inibir a destruição dos tecidos e pode ajudar na regeneração óssea.

Utilização clínica

A tetraciclina tem sido investigada como adjuvante no tratamento da periodontite agressiva localizada (PAL). A. actinomycetemcomitans é um microrganismo causador frequente da LAP e é invasivo dos tecidos. Por conseguinte, a remoção mecânica do cálculo e da placa bacteriana das superfícies radiculares pode não eliminar esta bactéria dos tecidos periodontais. A tetraciclina sistémica pode eliminar as bactérias dos tecidos e demonstrou travar a perda óssea e suprimir os níveis de A. actinomycetemcomitans em conjunto com a destartarização e o alisamento radicular.

Minociclina

A minociclina é eficaz contra um amplo espetro de microrganismos. Em doentes com periodontite crónica, suprime as espiroquetas e os bastonetes móveis tão eficazmente como a destartarização e o alisamento radicular, permanecendo a supressão evidente até 3 meses após a terapia. A minociclina pode ser administrada duas vezes por dia, facilitando assim o cumprimento da terapêutica quando comparada com a tetraciclina. Embora esteja associada a uma menor toxicidade fotográfica e renal do que a tetraciclina, pode causar vertigens reversíveis. A minociclina administrada numa dose de 200 mg por dia durante 1 semana resulta numa redução das contagens bacterianas totais, na eliminação completa das espiroquetas por períodos até 2 meses e na melhoria de todos os parâmetros clínicos.

Doxiciclina

A doxiciclina tem o mesmo espetro de atividade que a minociclina e pode ser igualmente eficaz". Como pode ser administrada apenas uma vez por dia, os doentes podem ser mais cumpridores. A adesão também é favorecida porque a sua absorção pelo trato gastrointestinal não é alterada pelo cálcio, iões metálicos ou antiácidos, como acontece com a absorção de outras tetraciclinas. A dose recomendada quando utilizada como agente antimicrobiano é de 100 mg duas vezes por dia no primeiro dia e, em seguida, 100 mg uma vez por dia. Para reduzir as perturbações gastrointestinais, podem ser tomados 50 mg duas vezes por dia. Quando utilizado numa dose sub antimicrobiana para inibir a colagenase, recomenda-se uma dose de 20 mg duas vezes por dia"

Metronidazol

Tem sido utilizado clinicamente para tratar gengivite, gengivite ulcerativa necrosante e periodontite agressiva. Tem sido utilizado como monoterapia e também em combinação com alisamento radicular e cirurgia ou com outros antibióticos. O metronidazol tem sido utilizado com sucesso no tratamento da gengivite ulcerosa necrosante. Administrado por via sistémica (750 a 1000 mg/dia durante 2 semanas), este medicamento reduz o crescimento da flora anaeróbia, incluindo espiroquetas, e diminui os sinais clínicos e histopatológicos da periodontite. O regime mais comummente prescrito é o de 250 mg de metronidazol administrado três vezes por dia durante 1 semana foi benéfico para os pacientes com uma infeção periodontal anaeróbia diagnosticada. Neste estudo, uma infeção foi considerada anaeróbia quando as espiroquetas compunham 20% ou mais da contagem microbiana total. O metronidazol utilizado como suplemento de uma destartarização e alisamento radicular rigorosos resultou numa redução significativa da necessidade de cirurgia quando comparado com o alisamento radicular isolado. Como monoterapia (sem alisamento radicular simultâneo), o metronidazol é inferior e, na melhor das hipóteses, apenas equivalente ao alisamento radicular. Por conseguinte, se o metronidazol for utilizado, não deve ser administrado como monoterapia. O metronidazol oferece alguns benefícios no tratamento da periodontite refractária, particularmente quando utilizado em combinação com a amoxicilina. A existência da periodontite refractária como categoria de diagnóstico indica que alguns doentes não respondem à terapêutica convencional, incluindo o alisamento radicular, a cirurgia ou ambos. Estudos sugeriram que, quando combinado com amoxicilina ou amoxicilina-clavulanato de potássio (Augmentin), o metronidazol pode ser útil no tratamento de doentes com periodontite agressiva localizada ou refractária.

Penicilina

A penicilina não foi avaliada e a sua utilização na terapêutica da DP não parece justificar-se.

Amoxicilina

A amoxicilina é uma penicilina semi-sintética com um espetro antimicrobiano alargado que inclui bactérias gram-positivas e gram-negativas de doentes com periodontite agressiva, tanto nas formas localizadas como generalizadas. A dose recomendada é de 500 mg tid durante 8 dias.

Amoxicilina-Clavulanato (Augmentin)

A combinação de amoxicilina com clavulanato de potássio torna Augmentin resistente às enzimas penicilinase produzidas por algumas bactérias. Augmentin pode ser útil no tratamento de doentes com periodontite agressiva refractária ou localizada. Augmentin travou a perda óssea alveolar em doentes com PDD que era refractária ao tratamento.

Cefalosporina

A cefalosporina não é geralmente utilizada para tratar infecções relacionadas com os dentes. A penicilina é superior à cefalosporina no seu raio de ação contra as bactérias periodontopáticas.

Clindamicina

Demonstrou eficácia em doentes com periodontite refractária à terapia com tetraciclina. A dosagem utilizada foi de 150 mg por dia durante 10 dias. O regime recomendado é de 300 mg duas vezes por dia durante 8 dias.

Ciprofloxacina

Como demonstra um efeito mínimo nas espécies de Streptococcus, que estão associadas à saúde periodontal, a terapia com ciprofloxacina pode facilitar o estabelecimento de uma microflora associada à saúde periodontal. Atualmente, a ciprofloxacina é o único antibiótico na terapia periodontal ao qual todas as estirpes de A. actinomycetemcomitans são susceptíveis. Também tem sido utilizada em combinação com metronidazol. A dose (500 mg/ bid) deve ser alterada de acordo com a gravidade da doença.

Azitromicina

É eficaz contra os anaeróbios e os bacilos gram-negativos. Após uma dose oral de 500 mg uma vez por dia durante três dias consecutivos, podem ser detectados níveis significativos de azitromicina na maioria dos tecidos durante 7 a 10 dias. A concentração de azitromicina em amostras de tecido de lesões periodontais é significativamente mais elevada do que na gengiva normal. Foi proposto que a azitromicina penetra nos fibroblastos e fagócitos em concentrações 100 a 200 vezes superiores às do compartimento extracelular. A azitromicina é transportada ativamente para os locais de inflamação pelos fagócitos e depois libertada diretamente nos locais de inflamação quando os fagócitos se rompem durante a fagocitose. A utilização terapêutica é uma dose única de 250 mg por dia durante 5 dias após uma dose inicial de carga de 500 mg.

TERAPIA DE MODULAÇÃO DO HOSPEDEIRO

Está bem estabelecido que a doença periodontal é uma doença infecciosa e que a resposta imune e inflamatória do hospedeiro ao desafio microbiano medeia a destruição dos tecidos[97]. Considerando que a etiologia primária da doença são as bactérias na placa bacteriana e os seus produtos, as abordagens mecânicas e químicas para reduzir a presença de periodontopatógenos na placa bacteriana têm sido amplamente utilizadas no tratamento de pacientes periodontais ao longo dos anos[98]. Mais recentemente, uma melhor compreensão da participação dos mediadores imune-inflamatórios do hospedeiro na progressão da doença aumentou a investigação do uso de agentes moduladores como terapia adjuvante ao tratamento periodontal. A inibição ou o bloqueio de enzimas proteolíticas, mediadores pró-inflamatórios e da atividade dos osteoclastos têm sido resultados medidos após a utilização destes agentes, o que levou a resultados encorajadores em estudos pré-clínicos e clínicos [99]. Mais especificamente, foram investigados três tipos de agentes moduladores do hospedeiro para o tratamento da periodontite, incluindo anti-proteinases, agentes anti-inflamatórios e agentes anti-reabsortivos.

Um importante grupo de enzimas proteolíticas presentes nos tecidos periodontais são as metaloproteinases de matriz (MMPs), que incluem colagenases, gelatinases e metaloelastases. As MMPs são produzidas por muitos tecidos periodontais e são responsáveis pela remodelação da matriz extracelular[101]. Em 1985, descobriu-se que as tetraciclinas tinham atividade colagenolítica e foram propostas como potenciais agentes moduladores do hospedeiro para o tratamento periodontal[101]. Estudos iniciais demonstraram que a doxiciclina era a tetraciclina mais potente na inibição das actividades colagenolíticas[101]. Esta propriedade da doxiciclina forneceu a justificação farmacológica para a utilização de uma dose baixa ou sub antimicrobiana de doxiciclina (SDD) que demonstrou ser eficiente na inibição da atividade da colagenase em mamíferos sem desenvolver resistência aos antibióticos [99].

Foram efectuados vários estudos clínicos que avaliaram os benefícios da SDD como terapia adjuvante da destartarização e alisamento radicular (SRP) no tratamento da doença periodontal. Reddy et al. apresentaram recentemente uma meta-análise[98] de 6 estudos clínicos selecionados que compararam a SDD sistémica (a longo prazo) (20 mg bid doxiciclina) com o controlo com placebo em pacientes periodontais. Foi encontrado um benefício adjuvante estatisticamente significativo nos níveis de inserção clínica (CAL) e na profundidade de sondagem quando a SDD foi utilizada em combinação com SRP, tanto nas categorias de profundidade de bolsa de 4 a 6 mm como de $\geq$ 7 mm. A hemorragia à sondagem (BOP) não foi avaliada na meta-análise mas, em geral, o SDD não melhorou este parâmetro quando comparado com o placebo. Não foram registados efeitos adversos significativos em nenhum dos estudos.

Os fármacos anti-inflamatórios não esteróides (AINEs) representam a próxima grande classe farmacológica de agentes que tem sido bem estudada como inibidores da resposta do hospedeiro na doença periodontal. Estes agentes são bem conhecidos pela sua capacidade de impedir a formação de prostanóides. Neste processo, o ácido araquidónico libertado dos fosfolípidos da membrana das células após lesão ou estímulo dos tecidos é metabolicamente transformado através das vias da ciclo-oxigenase ou da lipoxigenase em compostos com potentes actividades biológicas

1[00]. As enzimas ciclo-oxigenase são reconhecidas como tendo duas isoformas: a ciclo-oxigenase 1 (COX1), que é uma enzima constitutiva presente na maioria das células, e a ciclo-oxigenase 2 (COX2), que é induzível e está presente nas células envolvidas na inflamação[101]. A via da ciclo-oxigenase produz prostaglandinas, prostaciclina e tromboxano, denominados prostanóides. Alguns prostanóides têm propriedades pró-inflamatórias e têm sido associados a processos destrutivos em doenças inflamatórias. Nas doenças periodontais, a prostaglandina E2 (PGE2) tem sido amplamente correlacionada com a inflamação e a reabsorção óssea[99]. Os seus níveis nos tecidos gengivais e no fluido crevicular gengival (GCF) demonstraram estar significativamente elevados em doentes periodontais em comparação com doentes saudáveis 9[8,99].

Recentemente, AINEs selectivos capazes de inibir a COX-2 sem afetar a isoforma constitutiva COX-1, indicaram partilhar os mesmos efeitos poupadores de osso[99,100,101] sem induzir efeitos adversos associados à supressão da COX-1, tais como problemas gastroduodenais e toxicidade renal. Numa revisão sistemática[99], foram selecionados dez estudos clínicos em que os resultados terapêuticos dos AINEs foram expressos em nível de inserção clínica (NIC) ou altura da crista alveolar medida por radiografia de subtração. Nestes estudos, foi administrada sistémica ou localmente uma variedade de diferentes AINEs, incluindo flurbiprofeno, meclofenamato, ibuprofeno, cetorolac, naproxeno e aspirina. Embora a heterogeneidade dos dados não tenha permitido uma meta-análise, a análise quantitativa limitada tendeu a mostrar a manutenção do osso alveolar quando os AINEs foram combinados com a terapia mecânica. De notar que nenhum destes estudos encontrou uma perda de inserção significativamente menor após a terapia adjuvante com AINEs, quando comparada com a SRP isolada.

A perda/destruição do osso alveolar é a caraterística principal da doença periodontal. A utilização de fármacos poupadores de osso que inibem a reabsorção óssea alveolar é outra faceta da terapia de modulação do hospedeiro. Os bisfosfonatos são uma classe de agentes que se ligam à hidroxiapatite na matriz óssea para evitar a dissolução da matriz, interferindo com a função dos osteoclastos através de uma variedade de mecanismos diretos e indirectos [101]. A principal aplicação terapêutica dos bisfosfonatos é na prevenção e tratamento da osteoporose e também no tratamento da doença de Paget e da doença óssea metastática.[101] Em periodontia, a sua utilização foi proposta inicialmente para uso diagnóstico e terapêutico. Como agentes terapêuticos, os bisfosfonatos mostraram reduzir a perda óssea alveolar e aumentar a densidade mineral, mas não melhoraram outras condições clínicas em modelos animais de periodontite[102,103]. Até à data, foram encontrados cinco estudos que avaliaram o efeito dos bisfosfonatos como agente adjuvante da SRP no tratamento periodontal humano [102,103]. O alendronato foi o bisfosfonato utilizado em quatro estudos durante um período de 6 meses. Um estudo utilizou risedronato durante 12 meses[102]. Todos os estudos apresentaram melhora clínica significativa quando comparados ao placebo, incluindo: redução da profundidade de sondagem, ganho de inserção clínica, redução do sangramento à sondagem, ganho de osso alveolar e aumento da densidade mineral óssea. Estes resultados encorajam a utilização de bisfosfonatos como um agente adjuvante na terapia periodontal. É necessário efetuar estudos adicionais a mais longo prazo para confirmar os benefícios destes fármacos.

Recentemente, foi relatado que a utilização de bisfosfonatos em doses elevadas e a longo prazo está associada à osteonecrose do maxilar (ONJ)[104]. Dados de várias fontes indicam que os doentes com problemas dentários anteriores podem ter um risco mais elevado de ONJ. No entanto, à medida que mais dados vão sendo comunicados, continua a ser controverso que os bisfosfonatos sejam de facto a causa da ONJ. Uma vez que os bisfosfonatos são potentes inibidores dos osteoclastos, a sua utilização a longo prazo pode suprimir a renovação óssea e comprometer a cicatrização de micro lesões fisiológicas no interior do osso[105]. Apesar dos resultados terapêuticos encorajadores no tratamento da doença periodontal, são necessários mais estudos a longo prazo para determinar a relação risco-benefício relativo da terapêutica com bisfosfonatos

Antimicrobianos de administração local

A aplicação tópica de agentes antimicrobianos e a administração local de fármacos é também uma opção de tratamento, especialmente se existirem áreas localizadas de exsudação e bolsas profundas que não respondam adequadamente à terapêutica antibiótica mecânica e sistémica. A administração local de medicamentos fornece os fármacos em concentrações elevadas no local da infeção, quando comparada com a terapia antibiótica sistémica. Além disso, esta é uma opção nos doentes em que existe intolerância à administração sistémica do antibiótico.

Vários agentes anti-infecciosos locais combinados com a SRP parecem proporcionar benefícios adicionais na redução da DP e no ganho de CAL em comparação com a SRP isolada. Ao longo dos últimos 20 anos, foram introduzidos agentes farmacológicos anti-infecciosos de aplicação local, mais recentemente utilizando veículos de libertação sustentada, para atingir este objetivo.

A utilização adjuvante de agentes LDD, como o chip biodegradável de libertação controlada de gluconato de clorexidina, foi experimentada na periodontite agressiva com resultados clínicos superiores. A decisão de utilizar uma terapia adjuvante anti-infecciosa local continua a ser uma questão de julgamento clínico individual, da fase de tratamento e do estado e preferências do doente.

É efectuada uma avaliação da resposta ao tratamento não cirúrgico 2 a 3 semanas após o tratamento, durante a qual o estado gengival e periodontal do paciente será reavaliado e comparado com os valores pré-tratamento para avaliar a resposta à terapia e para avaliar as áreas que necessitam de terapia cirúrgica. Os locais com bolsas persistentes >5 mm de profundidade, defeitos ósseos verticais que necessitem de terapia regenerativa, áreas difíceis de instrumentar, como o envolvimento de furca, e áreas que necessitem de recontorno ou osteoplastia ressectiva são indicações para cirurgia

INDICAÇÕES E CONTRA-INDICAÇÕES PARA MEDICAMENTOS ADMINISTRADOS LOCALMENTE

- Se os cuidados preventivos combinados com o tratamento profissional convencional forem suficientes para controlar a progressão da doença periodontal, então não é necessário mais nenhum tratamento, exceto os cuidados de manutenção com um intervalo adequado.
- Quando os locais com doenças localizadas não respondem à higiene oral inicial e aos tratamentos de destartarização e alisamento radicular, ou quando estão presentes locais com doenças localizadas num doente de manutenção estável, podem ser indicados sistemas de administração local de medicamentos.
- Os sistemas locais de administração de fármacos são úteis como adjuvantes da terapêutica mecânica convencional porque oferecem outras opções para os doentes que demonstram necessidade de tratamento adicional mas que, por alguma razão, não podem ser candidatos a uma terapêutica mais invasiva, como os procedimentos cirúrgicos ressectivos ou regenerativos.
- Os fármacos administrados localmente não se destinam a substituir a terapia mecânica, ou como terapia para formas agressivas de periodontite que podem exigir antibióticos sistémicos para erradicar a doença.
- Podem ser indicadas outras alternativas de tratamento em vez de medicamentos administrados localmente se vários locais não responderem.

A utilização de dispositivos de administração local em doentes alérgicos a qualquer componente do sistema está contra-indicada, tal como a sua utilização em doentes grávidas ou lactantes.

DISPOSITIVOS DE DISTRIBUIÇÃO

As primeiras tentativas de administração subgengival controlada utilizaram a tetraciclina numa fibra de celulose oca. Outros dispositivos iniciais que foram utilizados para a administração subgengival incluem tubos de diálise, géis, tiras de acrílico e tiras de etilcelulose. O primeiro produto que obteve aprovação da Food and Drug Administration dos EUA é uma fibra de acetato de etil vinilo contendo 25% de cloridrato de tetraciclina. Outros dispositivos atualmente em uso incluem uma película biodegradável de gelatina hidrolisada, um sistema de polímero líquido biodegradável que endurece na colocação subgengival e uma microesfera bioabsorvível microencapsulada. Foram testados vários agentes e sistemas, mas os produtos que obtiveram aceitação por parte da U.S. Food and Drug Administration são as fibras de tetraciclina (Actisite: Alza Corp.; Palo Alto, CA), o chip de clorexidina (PerioChip: Dexcel Pharma; Edison, NJ), o gel de doxiciclina (Atridox: Atrix Laboratories; Fort Collins, CO) e as microesferas de minociclina (Arestin: Orapharma; Warminster, PA). Estão igualmente disponíveis vários outros produtos, incluindo o gel de metronidazol (Elyzol: Dumex; Copenhaga, Dinamarca), o gel de minociclina (Dentomycin: Lederlee Dental Division; Gosport, Hampshire, Reino Unido) e a pomada de minociclina (Periocline; Japão).

Terapia de modulação do hospedeiro

AGENTES APLICADOS SUBGENGIVALMENTE FIBRAS DE ESTETRACICLINA

As fibras de tetraciclina (Actisite) consistem num tubo tecido de polímero acetato de etileno e vinilo saturado com 25% de cloridrato de tetraciclina. São comercializadas como uma fibra de 23 cm de comprimento com 0,5 mm de diâmetro e contêm 12,7 mg de cloridrato de tetraciclina. A fibra flexível é colocada num padrão de sobreposição na bolsa periodontal até preencher a bolsa 1 mm apicalmente à margem gengival. Um instrumento de acondicionamento de cordão serrilhado é útil na colocação da fibra. A margem gengival é então selada com isocianoacrilato. A colocação do fio não requer, por si só, anestesia, mas o desbridamento completo da raiz é sempre necessário antes da colocação da fibra. As instruções pós-operatórias requerem que o doente não escove a área específica nem use fio dental, e pede-se ao doente que lave duas vezes por dia com clorexidina durante 2 semanas com a fibra colocada e 1 semana após a remoção. As fibras de tetraciclina libertam concentrações bactericidas de tetraciclina (>1300 µg/ml) de forma constante até 10 dias.

PASTILHA DE CLOREXIDINA

O chip de clorexidina (PerioChip) incorpora 2,5 mg de gluconato de clorexidina numa película biodegradável de gelatina hidrolisada. Tem 0,35 mm de espessura e 4 × 5 mm de altura/largura. A pastilha é auto-retentiva em contacto com a humidade; por conseguinte, não são necessários adesivos ou pensos. Utiliza-se uma pinça de algodão para agarrar a pastilha e esta é inserida na bolsa. As dimensões do chip impedem a colocação em bolsas pequenas e tortuosas, pelo que a colocação em bolsas com menos de 5 mm pode ser difícil e não é recomendada. Uma vez que o chip se biodegrada, não é necessária qualquer consulta pós-operatória para a sua remoção. O doente é instruído para não escovar a área ou usar fio dental durante 7 dias e podem ser recomendados bochechos de clorexidina duas vezes por dia durante 2 semanas após a colocação.

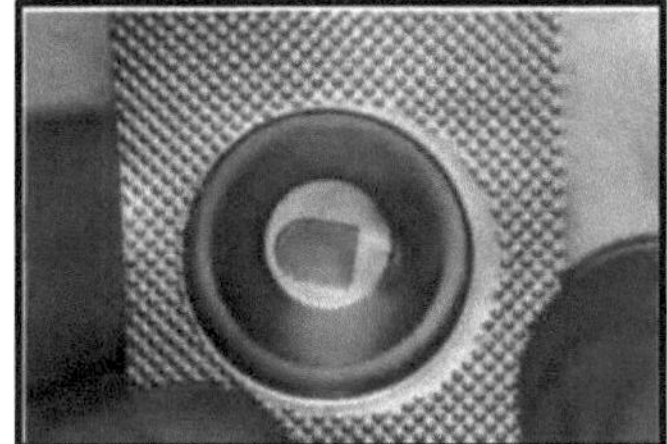

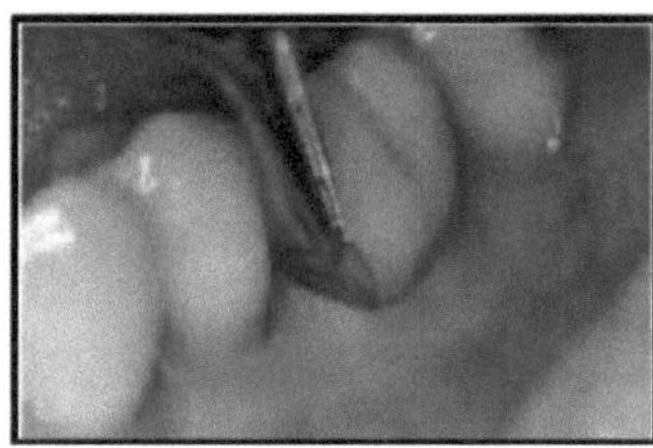

A, O PerioChip é uma película biodegradável de gelatina hidrolisada com 0,35 mm de espessura e 4 × 5 mm, contendo 2,5 mg de gluconato de clorexidina. **B**, O PerioChip é inserido numa bolsa de 6 mm na superfície mesial do dente #19.

DOXICICLINA GEL

O gel de doxiciclina (Atridox) é um polímero líquido biodegradável que endurece após alguns minutos de exposição ao fluido da bolsa periodontal. Os bioensaios detectaram níveis no fluido gengival de aproximadamente 250 pg/ml de hiclato de doxiciclina ao fim de 7 dias na bolsa. O Atridox é fornecido em duas seringas que são acopladas antes da utilização e misturadas movendo o conteúdo das seringas para a frente e para trás durante 100 ciclos. A seringa de administração é ligada a uma cânula romba de calibre 23 e o material é injetado na bolsa periodontal. Este produto também está disponível pré-misturado numa única seringa. Qualquer excesso de material é suavemente embalado na bolsa com um instrumento de embalamento com fio ou com a parte de trás de uma cureta. O penso periodontal ou o adesivo podem ajudar na retenção, mas não são necessários se o doente puder evitar escovar, usar fio dental ou comer na área tratada durante um mínimo de 7 dias. Uma vez que o material é biodegradável, não são necessárias consultas adicionais para remoção e o doente é instruído para remover qualquer material residual com a sua escova de dentes e fio dentário ao fim de 1 semana.

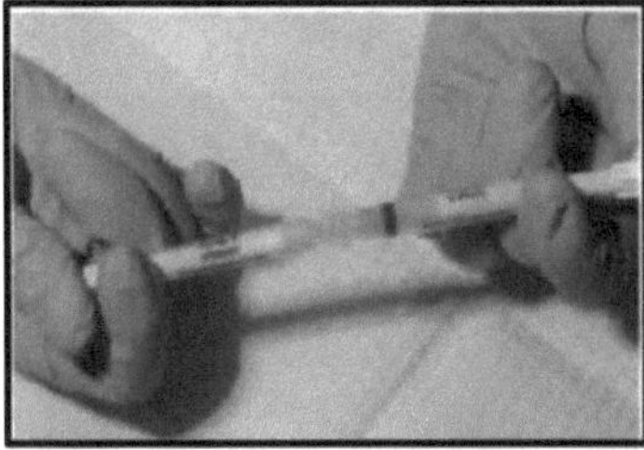

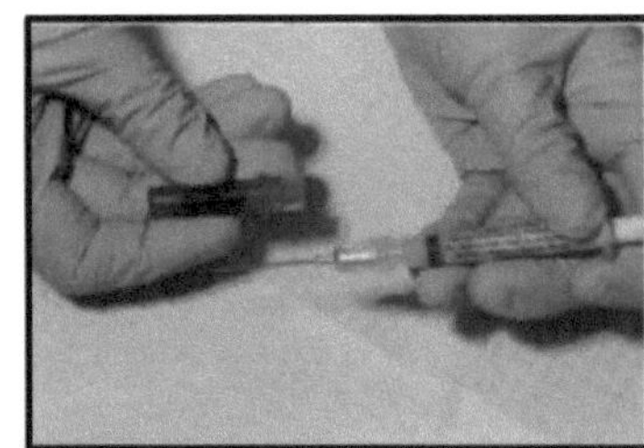

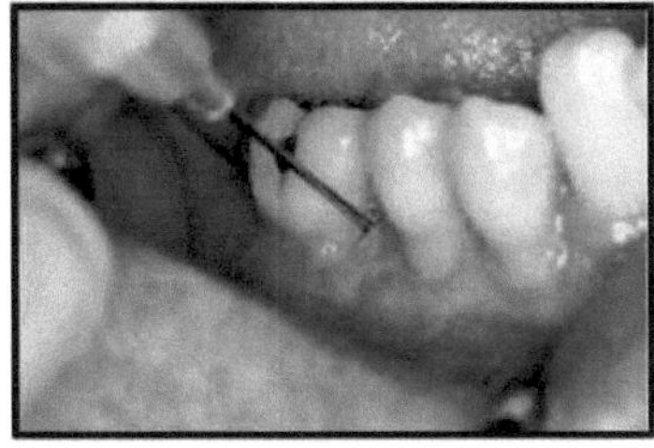

MICROESFERAS DE MINOCICLINA

As microesferas de minociclina (Arestin) consistem no antibiótico cloridrato de minociclina microencapsulado num polímero bioabsorvível de poliglicolida-codilactídeo. As microesferas são dispensadas subgengivalmente utilizando um cartucho de plástico descartável (contendo 1 mg de minociclina num cabo de aço inoxidável), inserindo a ponta na base da bolsa periodontal e aplicando o material enquanto retira a ponta. O material é bioadesivo em contacto com a humidade e não necessita de adesivos adicionais ou pensos periodontais para o manter no lugar subgengivalmente. O doente deve ser instruído para evitar a escovagem durante 12 horas, sem limpeza interproximal durante 10 dias. Não são necessárias consultas adicionais para a remoção do material, uma vez que este é bioabsorvível. As microesferas de minociclina mantêm as concentrações terapêuticas do fármaco durante 14 dias. Um estudo de 9 meses que comparou a destartarização e o alisamento radicular isoladamente, a destartarização e o alisamento radicular mais microesferas de minociclina e a destartarização e o alisamento radicular mais as microesferas transportadoras sem minociclina mostrou um maior efeito terapêutico da destartarização e do alisamento radicular mais minociclina

microesferas em comparação com as outras modalidades de tratamento.

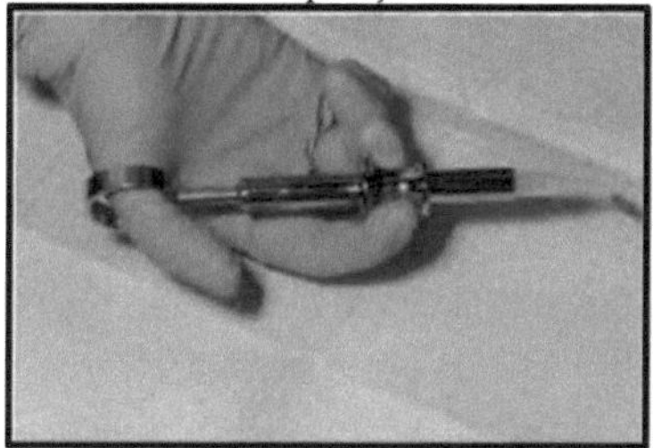

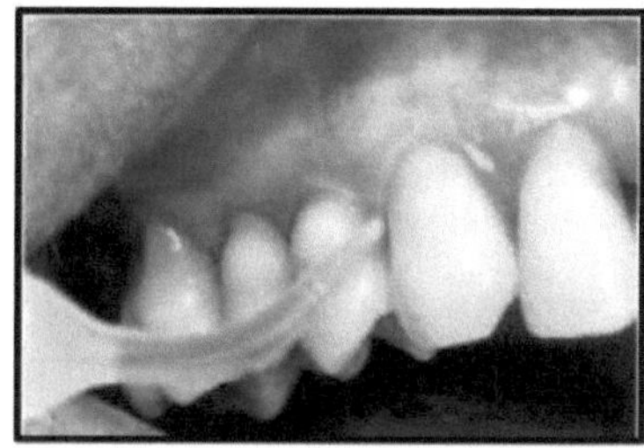

A, Arestin é aplicado utilizando uma pega de aço inoxidável autoclavável com cartuchos de plástico descartáveis contendo uma dose por cartucho (1 mg de minociclina). **B**, Arestin é colocado numa bolsa de 6 mm na superfície mesial do dente

GEL DE METRONIDAZOL

O gel de metronidazol contém 25% de metronidazol numa base de mono-oleato de glicerilo e óleo de sésamo e é aplicado na bolsa utilizando uma seringa com uma cânula romba.

Este agente não está atualmente disponível nos Estados Unidos. É fácil de colocar, mas pode necessitar de várias aplicações para obter os resultados desejados.

Conclusão

O número e a utilização de produtos de higiene oral cresceram enormemente nos últimos anos e, a título de exemplo, gastam-se centenas de milhões de libras por ano em produtos de higiene oral no Reino Unido e, presumivelmente, milhares de milhões em todo o mundo. Não há dúvida de que as indústrias de produtos de higiene oral, através da sua colaboração e investigação com a profissão de dentista e da promoção dos seus produtos, contribuíram, de forma significativa, para a melhoria da saúde dentária registada em muitos países. No entanto, são frequentemente feitas afirmações sobre a eficácia dos produtos de higiene oral e é essencial que estas sejam apoiadas por provas científicas. Sem essas provas, a profissão e o público podem ficar confusos ou ser induzidos em erro. No entanto, a profissão de dentista vê-se confrontada com um grande número de produtos de higiene oral apoiados por enormes quantidades de literatura promocional variada e de publicidade nos meios de comunicação social, o que impossibilita, em muitos casos, qualquer juízo ou avaliação válida da eficácia ou do valor de cada produto para grupos específicos de pacientes ou para o público em geral. Mesmo aqueles com interesse especializado e experiência de investigação em aspectos específicos da avaliação de produtos de higiene oral devem considerar a validação, com base na literatura publicada, uma tarefa assustadora. Isto torna-se ainda mais difícil porque o que constitui uma prova de eficácia não é consensual, mesmo entre os chamados especialistas. Poucos países do mundo têm um controlo central sobre as provas necessárias para que possam ser feitas alegações de eficácia e existem muito poucas diretrizes que sugiram requisitos para a prova de eficácia dos produtos de higiene oral. A avaliação científica dos produtos dentários e, de resto, dos agentes preventivos e terapêuticos na medicina em geral, é um conceito relativamente moderno, mas atualmente deve ser a espinha dorsal em que se baseiam as alegações de eficácia. Relatos anedóticos e de casos, estudos não controlados e dados listados como "mantidos em arquivo" pelos fabricantes, embora interessantes, não devem ser utilizados como base para alegações de eficácia. Estudos clínicos e laboratoriais cegos, aleatórios e controlados devem ser os métodos utilizados atualmente para obter dados sobre a atividade de agentes, formulações e produtos. A terminologia e o fraseado das alegações de produtos também devem ser cuidadosamente revistos e avaliados. Talvez a maior área de crítica deva ser a alegação implícita do fabricante e/ou as inferências deixadas para serem tiradas, a partir do material promocional, pela profissão dentária ou pelo público. Um cenário clássico, para o qual existe precedência, pode ser descrito da seguinte forma: A é a causa de B, C reduz A, o que permite inferir que C pode controlar B. Talvez em nenhum outro lugar isto seja mais evidente do que na utilização de agentes que se sabe controlarem a placa bacteriana, pelo que se pode deduzir, sem provas, que devem controlar a gengivite. A alegação agora familiar seria "este produto reduz a placa bacteriana, a principal causa da doença das gengivas".

Do mesmo modo, a aritmética criativa é utilizada com frequência para dar impressões exageradas de eficácia. As diferenças proporcionais, em vez das diferenças reais, são citadas com frequência, tal como as percentagens de percentagens que dão centenas de percentagem de melhorias em relação a outro produto ou controlo, embora o benefício real seja uma fração do índice de pontuação utilizado. Por último, as alegações "piggyback" não são invulgares quando um ingrediente ativo conhecido é formulado num novo produto e se assume uma eficácia equivalente à dos produtos estabelecidos. Parece razoável repetir aqui as definições para a terminologia dos produtos de higiene oral, acordadas no Workshop Europeu de Periodontologia em 1996, que definiu certos termos:

- Agentes antimicrobianos: Substâncias químicas que têm um efeito bacteriostático ou bactericida in vitro que, por si só, não pode ser extrapolado para uma eficácia comprovada in vivo contra a placa bacteriana.

- Agentes redutores/inibidores da placa bacteriana: Produtos químicos que apenas demonstraram reduzir a quantidade e/ou afetar a qualidade da placa bacteriana, o que pode ou não ser suficiente para influenciar a gengivite e/ou as cáries.
- Agentes antiplaca: Produtos químicos que têm um efeito sobre a placa bacteriana suficiente para beneficiar

gengivite e/ou cáries.

- Agentes antigengivite: Produtos químicos que reduzem a inflamação gengival sem necessariamente influenciar a placa bacteriana (inclui agentes anti-inflamatórios).

Assim, o facto de os agentes antimicrobianos, como os anti-sépticos, matarem ou inibirem o crescimento de bactérias não significa necessariamente que serão inibidores eficazes da placa bacteriana. Além disso, a mera incorporação de um agente antiplaca conhecido numa formulação não é uma garantia de eficácia porque pode ocorrer inativação por outros ingredientes. Esta secção analisa os métodos que têm sido utilizados para testar produtos de higiene oral, tanto em laboratório como na clínica. Nenhum protocolo pode fornecer todas as respostas, e a investigação e o desenvolvimento de agentes em produtos é um processo passo-a-passo, que se espera culminar num conjunto de provas que demonstre a eficácia, sem margem para dúvidas, de um produto final. Os métodos in vitro e in vivo serão resumidos, mas os ensaios em animais não serão discutidos, exceto para reconhecer que a utilização de animais continua a ser necessária para o desenvolvimento de medicamentos, para a compreensão do modo de ação dos medicamentos e, em particular, para a avaliação da segurança de um ponto de vista toxicológico. No entanto, a avaliação dos produtos de higiene oral em animais, em particular no que respeita à eficácia, deve ser questionada por uma série de razões científicas e morais. A maioria dos métodos laboratoriais e clínicos foi desenvolvida para testar agentes antimicrobianos, mas existem metodologias disponíveis, ou as actuais podem ser modificadas, para estudar potenciais produtos químicos antiadesivos e de remoção de placa bacteriana[96].

Embora muitos dos agentes discutidos acima tenham uma atividade inibidora da placa bacteriana significativa e muitos dos agentes mais eficazes partilhem os efeitos secundários de produzir manchas nos dentes, o que limita a sua utilização a longo prazo. Apenas um grupo de agentes, as bisguinadias, das quais a clorexidina é a mais eficaz, produzem uma atividade antiplaca apreciável e substantividade (oral

retentividade) com atividade antibacteriana, mantendo-se assim activos na boca durante um longo período após a sua utilização.

Os médicos devem estar conscientes do seu juízo clínico sobre qual o produto ou grupo de produtos e qual o sistema de administração mais adequado para os seus doentes. A apreciação clínica deve basear-se na validade científica dos produtos selecionados e na sua relação com as necessidades específicas dos doentes.

É importante utilizar medicamentos antimicrobianos para controlar eficazmente os vários tipos de doença periodontal. O combate às infecções periodontais é melhor conseguido através da combinação de esforços mecânicos e quimioterapêuticos do profissional de medicina dentária e do paciente. Pode concluir-se que a utilização adequada de antibióticos sistémicos e a irrigação subgengival com iodo-povidona a 10% (profissionais de medicina dentária) e hipoclorito de sódio a 0,1% (pacientes), juntamente com o enxaguamento oral com clorexidina a 0,12-0,2%, constituem terapias antimicrobianas eficazes, essencialmente seguras e pouco dispendiosas, que podem ser prontamente incorporadas no atual arsenal de tratamento periodontal. Um tratamento anti-cárie eficaz com flúor deve constituir uma parte integrante da terapia periodontal. A investigação contínua sobre agentes anti-infecciosos para prevenir e tratar doenças periodontais conduzirá, sem dúvida, a terapias ainda mais eficazes. Com o conhecimento melhorado da microbiota periodontopática e com vários agentes e terapias antimicrobianos periodontais seguros e acessíveis, mas eficazes, o futuro parece brilhante para os doentes em risco ou que sofrem de doença periodontal destrutiva.

Referências

1. Harald Loe, O Índice Gengival, o Índice de Placa e os Sistemas de Índice de Retenção. J Periodontol. 1967 Nov-Dec;38(6):Suppl:610-6.
2. Addy, M. & Moran, J.M. (1997). Indicações clínicas para o uso de adjuvantes químicos no controlo da placa bacteriana: formulações de clorexidina. In: Addy, M. & Moran, J.M., eds. Toothpaste, mouth rinse and other topical remedies in periodontics. Periodontologia 2000 15, 52-54.
3. Lang, N.P. & Newman, H.N. (1997). Relatório de consenso da sessão II. In: Lang, N.P., Karring, T. & Lindhe, J., eds. Actas do 2º Workshop Europeu de Periodontologia. Produtos Químicos em Periodontia. Berlim: Quintessence Verlag, pp. 192-200.
4. Addy, M. & Moran, J. (1983). Comparação da acumulação de placa bacteriana após aplicação tópica e enxaguamento bucal com gluconato de clorexidina. Journal of Clinical Periodontology 10, 69-71.
5. Fischman, S. (1997). Produtos de higiene oral: Até onde chegámos em 6000 anos. Periodontologia 2000 15, 7-14.
6. Löe, H. & Schiott, C.R. (1970). The effect of mouth rinses and topical application of chlorhexidine on the development of dental plaque and gingivitis in man. Journal of Periodontal Research 5, 79-83.
7. Wade, W. & Addy, M. (1989). Atividade in vitro de um elixir bucal contendo clorexidina contra bactérias subgengivais. Journal of Periodontology 60, 521525.
8. Wade, W.G. & Slayne, M.A. (1997). Controlar a placa bacteriana interrompendo o processo de formação da placa bacteriana. Periodontologia 2000 15, 25-31.
9. Collaert, B., Attstrom, R., de Bruyn, N. & Movert, R. (1992). O efeito do

enxaguamento com delmopinol na formação da placa dentária e na cicatrização da gengivite. Journal of Clinical Periodontology 19, 274- 280.

10. Claydon, N., Hunter, L., Moran, J., Wade, W., Kelty, F., Movert, R. & Addy, M. (1996). Um ensaio de uso doméstico de 6 meses de colutórios com delmopinol a 0,1% e 0,2%. 1. Efeitos na placa bacteriana, gengivite, cálculo supragengival e coloração dos dentes. Journal of Clinical Periodontology 23, 220-228.

11. Addy, M. (1994). Entrega local de agentes anti-microbianos na cavidade oral. Advanced Drug Delivery Reviews 13, 123-134.

12. Cummins, D. (1997). Veículos: como entregar os bens. In: Addy, M. & Moran, J.M., eds. Toothpaste, mouth rinse and other topical remedies in periodontics. Periodontologia 2000 15, 84- 99.

13. Forward, G.C., James, A.H., Barnett, P. & Jackson, R.J. (1997). Formulações de produtos para a saúde das gengivas: o que contêm e porquê? Periodontologia 2000 15, 32-39.

14. Barkvoll, P., Rolla, G. & Svendsen, A. (1989). Interação entre o digluconato de clorexidina e o lauril sulfato de sódio in vivo. Jornal de Periodontologia Clínica 16, 593-598.

15. Eley, B.M. (1999) Antibacterial agents in the control of supragingival plaque - a review. British Dental Journal 186, 286-296.

16. Francis, J.R., Hunter, B. & Addy, M. (1987a). Uma comparação de três métodos de administração de clorhexidina em crianças deficientes. I. Efeitos na placa bacteriana, gengivite e coloração dos dentes. Journalof Periodontology 58, 451-454

17. Kalaga, A., Addy, M. & Hunter, B. (1989a). Comparação da administração de clorexidina por elixir bucal e spray na acumulação de placa bacteriana. Journal of

Periodontology 60, 127-130.

18. Kalaga, A., Addy, M. & Hunter, B. (1989b). A utilização de clorexidina a 0,2% como adjuvante da saúde oral em adultos com deficiências físicas e mentais. Journal of Periodontology 60, 38-1-385.

19. Lang, N.P. & Raber, K. (1981). Utilização de irrigadores orais como veículos para a aplicação de agentes anti microbianos no controlo químico da placa bacteriana. Journal of Clinical Periodontology 8, 177- 188.

20. Addy, M., Renton-Harper, P. & Myatt, G. (1998). Um índice de placa bacteriana para superfícies oclusais e fissuras: medição da repetibilidade e remoção da placa bacteriana. Journal of Periodontology 25, 164- 168.

21. Ainamo, J. & Etemadzadeh, H. (1987). Prevenção do crescimento da placa bacteriana com goma de mascar contendo acetato de clorexidina. Jornal de Periodontologia Clínica 14, 524-527.

22. Smith, A., Moran, J., Dangler, L.V., Leight, R.S. & Addy, M. (1996). A eficácia de uma goma de mascar anti- gengivite. Journal of Clinical Periodontology 23, 19-23.

23. Jones, C.G. (1997). Clorexidina: ainda é o padrão ouro? Em: Addy, M. & Moran, J.M., eds. Toothpaste, mouth rinse and other topical remedies in periodontics, Periodontology 2000 15,55-62.

24. Kornman, K.S., Crane, A., Wang, H.Y., di Giovine, F.S., Newman, M.G., Pirk, F.W., Wilson,T.G., Higginbottom, F.L. & Duff, G.W. (1997). O genótipo da interleucina-1 como fator de gravidade na doença periodontal do adulto. Journal of Clinical Periodontology 24, 72-77.

25. Gjermo, P., Baastad, K.L. & Rolla, C. (1970). A capacidade inibitória da placa de 11 compostos antibacterianos. Jornal de Investigação Periodontal 5, 102-109.

26. Gjermo, P., Rolla, C. & Arskaug, L. (1973). Effect on dental plaque formation and some in vitro properties of 12 bisbiguanides. Journal of Periodontal Research 8 (Suppl 12), 81-88.
27. Bonesvoll, P. & Gjermo, P. (1978). Uma comparação entre a clorexidina e alguns compostos de amónio quaternário no que diz respeito à retenção, concentração salivar e efeito inibidor da placa bacteriana na boca humana após enxaguamentos bucais. Archives of Oral Biology 23, 289-294.
28. . Schiott, C., Löe, H., Jensen, S.B., Kilian, M., Davies, R.M. & Glavind, K. (1970). The effect of chlorhexidine mouth rinses on the human oral flora. Journal of Periodontal Research 5, 84-89.
29. Roberts, W.R. & Addy, M. (1981). Comparação das propriedades antibacterianas in vitro e in vivo de enxaguatórios bucais anti-sépticos contendo clorexidina, alexidina, CPC e hexetidina. Relevância para o modo de ação. Jornal de Periodontologia Clínica 8, 295-310.
30. Moran, J. & Addy, M. (1984). O efeito das reacções de adsorção e coloração da superfície nas propriedades antimicrobianas de alguns colutórios anti-sépticos catiónicos. Journal of Periodontology 55,278-282.
31. Gaffar, A., Volpe, A. & Lindhe, J. (1992). Avanços recentes no controlo da placa bacteriana/gengivite. In: Embery, G. & Rolla, C., eds. Clinical and Biological Aspects of Dentifrices (Aspectos Clínicos e Biológicos dos Dentifrícios). Oxford: Oxford University Press, pp. 229-248.
32. Charles, C.H., Mostler, K.M., Bartels, L.L. & Mankodi, S.M. (2004). Eficácia comparativa antiplaca e antigengivite de um enxaguatório bucal com clorexidina e um óleo essencial: ensaio clínico de 6 meses. Journal of Clinical Periodontology 31,

878-884.

33. Addy, M., Loyn, T. & Adams, D. (1991). Hipersensibilidade da dentina: Efeitos de alguns colutórios patenteados na camada de esfregaço da dentina. Um estudo S.E.M. Jornal ofDentistry 19, 148-152.

34. Hunter, L., Addy, M., Moran, J., Kohut, B., Hovliaras, C. & Newcombe, R. (1994). Um estudo de um enxaguatório bucal pré-escovagem como adjuvante da higiene oral. Journal of Periodontology 65, 762- 765.

35. Jenkins, S., Addy, M. & Newcombe, R.G. (1993). Um estudo de resposta à dose de enxaguantes bucais com triclosan no crescimento da placa bacteriana. Journal of Clinical Periodontology 20, 609-612.

36. Jackson, R.J. (1997). Sais metálicos, óleos essenciais e fenóis - velho ou novo? In: Addy, M. & Moran, J.M., eds. Toothpaste, mouth rinse and other topical remedies in periodontics. Periodontologia 2000 15, 63-73.

37. Palomo, F., Wantland, L., Sanchez, A., Volpe, A.R., McCool, J. & DeVizio, W. (1994).O efeito de três dentifrícios disponíveis no mercado contendo triclosan na formação de placa supragengival e gengivite: um estudo clínico de seis meses. International Dental Journal 44, 75-81.

38. Kanchanakamol, U., Umpriwan, R., Jotikasthira, N., Srisilapanan, P., Tuongratanaphan, S., Sholitkul, W. & Chat-Uthai, T. (1995). Redução da formação de placa bacteriana e gengivite por um dentifrício contendo triclosan e copolímero. Jornal de Periodontologia 66, 109-112.

39. Renvert, S. & Birkhed, D. (1995). Comparação entre 3 dentifrícios com triclosan na placa bacteriana, gengivite e microflora salivar. Journal of Clinical Periodontology 22, 63-70.

40. Barkvoll, P. & Rolla, C. (1994). O triclosan protege a pele contra a dermatite causada pela exposição ao lauril sulfato de sódio. Jornal de Periodontologia Clínica 21, 717-719.

41. Rosling, B., Wannfors, B., Volpe, A.R., Furuichi, Y., Ramberg, P. & Lindhe, J. (1997). O uso de um dentifrício de triclosan/copolímero pode retardar a progressão da periodontite. Journal of Clinical Periodontology 24, 873-880.

42. Moran, J., Addy, M. & Newcombe, R.G. (1997). Um estudo de recrescimento da placa bacteriana de 4 dias comparando um bochechos com óleo essencial com um bochechos com triclosan. Journal of Clinical Periodontology 24, 636-639.

43. Allen, D.R., Davies, R., Bradshaw, B., Ellwood, R., Simone, A.J., Robinson, R., Mukerjee,C., Petrone, M.E., Chaknis, P., Volpe, A.R. & Proskin, H.M. (1998). Eficácia de um enxaguatório bucal contendo cloreto de cetilpiridínio a 0,05% para o controlo da placa bacteriana e da gengivite: um estudo clínico de 6 meses em adultos. Compêndio de Educação Contínua em Medicina Dentária 19, 20-26.

44. Sheen, S., Owens, J. & Addy, M. (2001). O efeito da pasta de dentes na propensão da clorexidina e do cloreto de cetilpiridínio para produzir coloração in vitro: um possível indicador de inativação. Jornal de Periodontologia Clínica 28, 46-51.

45. Sheen, S., Eisenburger, M. & Addy, M. (2003). O efeito da pasta de dentes nas propriedades inibidoras da placa bacteriana de um enxaguatório bucal com cloreto de cetilpiridínio. Journal of Clinical Periodontology 30, 255-260.

46. Quirynen, M., Soers, C., Desnyder, M., Dekeyser, C. & Pauwels, M. (2005). Um enxaguamento bucal com cloreto de cetilpiridínio a 0,05% / clorhexidina a 0,05% durante a fase de manutenção após a terapia periodontal inicial. Jornal de Periodontologia Clínica 32, 390-400

47. Vandekerchhove, B.N.A., Van Steenberge, D., Tricio, J., Rosenberg, D. & Ercarnanacion, M. (1995). Eficácia no controlo da placa supragengival do cloreto de cetilpiridínio numa forma de dosagem de libertação lenta. Jornal de Periodontologia Clínica 22, 824-829.

48. Kopczyk, R.A., Abrams, H., Brown, A.T., Matheny, J.L. & Kaplan, A.L. (1991). Efeitos clínicos e microbiológicos de um elixir bucal e dentífrico contendo sanguinarina com e sem fl uoreto durante 6 meses de utilização. Journal of Periodontology 62, 617-622.

49. Sookoulis, S. & Hirsch, R. (2004). O efeito de um gel contendo óleo da árvore do chá na placa bacteriana e na gengivite crónica. Australian Dental Journal 49, 78-83.

50. Löe, H. & Schiott, C.R. (1970). The effect of mouth rinses and topical application of chlorhexidine on the development of dental plaque and gingivitis in man. Journal of Periodontal Research 5, 79-83.

51. Hase, J.C., Attstrom, R., Edwardsson, S., Kelty, E. & Kirsch, J. (1998). Utilização durante 6 meses de cloridrato de delmopinol a 0,2% em comparação com digluconato de clorexidina a 0,2% e placebo. (1) Efeito na formação da placa bacteriana e gengivite. Jornal de Periodontologia Clínica 25, 746- 753.

52. Lang, N.P., Hase, J.C., Grassi, M., Hammerle, C.H., Weigel, C., Kelty, E. & Frutig, F.(1998). Formação de placa e gengivite após enxaguamento bucal supervisionado com cloridrato de delmopinol a 0,2%, digluconato de clorexidina a 0,2% e placebo durante 6 meses. Oral Diseases 4, 105-113.

53. Addy, M., Moran, J. & Newcombe, R.G. (2007). Meta-análises de estudos sobre o enxaguamento bucal com delmopinol a 0,2% como adjuvante da saúde gengival e das medidas de controlo da placa bacteriana. Jornal de Periodontologia Clínica 34,

58-65.

54. Simonsson, T., Arnebrant, T. & Peterson, L. (1991a). O efeito do delmopinol sobre as películas salivares, a molhabilidade das superfícies dentárias in vivo e as superfícies das células bacterianas in vitro. Biofouling3, 251-260.

55. Simonsson, T., Bondesson, H., Rundegren, J. & Edwardsson, S. (1991b). Effect of delmopinol on in vitro dental plaque formation, bacterial acid production and the number of microorganisms in human saliva. Oral Microbiology and Immunology 6, 305-309.

56. Brecx, M., Netuschil, I., Reichert, B. & Schreil, C. (1990). Eficácia dos elixires bucais Listerine, Meridol e clorexidina na placa bacteriana, gengivite e vitalidade das bactérias da placa bacteriana. Journal of Clinical Periodontology 17, 292-297.

57. Brecx, M., Brownstone, E., MacDonald, L., Gelskey, S. & Cheang, M. (1992). Eficácia dos enxaguantes bucais Listerine, Meridol e clorexidina como suplementos às medidas regulares de limpeza dos dentes. Journal of Clinical Periodontology 19, 202-207.

58. Perlich, M.A., Bacca, L.A., Bolimer, B.W., Lanzalaco, A.C., McClanahan, L.K.,Sewak, L.K., Beiswanger, B.B., Eichold, W.A., Hull, J.R., Jackson, R.D. & Mau, M.S. (1995). O efeito clínico de dentifrícios contendo fluoreto estanoso estabilizado na formação de placa, gengivite e sangramento gengival - um estudo de seis meses. Journal of Clinical Dentistry 6,54-58.

59. Rosing, C.K., Jonski, G. & Rolla, G. (2002). Análise comparativa de alguns enxaguatórios bucais sobre a produção de compostos voláteis contendo enxofre Ata Odontologica Scandanavica 60, 10-12.

60. Furuichi, Y., Ramberg, P., Lindhe, J., Nabi, N & Gaffar, A. (1996). Alguns efeitos

dos enxaguatórios bucais contendo salifluor na formação de nova placa bacteriana e no desenvolvimento de gengivite. Journal of Clinical Periodontology 23, 795-802.

61. Yates, R., Moran, J., Addy, M., Mullan, P.J., Wade, W. & Newcombe, R. (1997). The comparative effect of acidified sodium chlorite and chlorhexidine mouth rinses on plaque regrowth and salivary bacterial counts. Journal of Clinical Periodontology 24, 603-609.

62. Addy, M. & Wright, R. (1978). Comparação das propriedades antibacterianas in vivo e in vitro dos elixires bucais de iodo povidona e gluconato de clorexidina. Journal of Clinical Periodontology 5, 198- 205.

63. Chadwick, B., Addy, M. & Walker, D.M. (1991). A utilização de um elixir bucal de hexetidina no tratamento de ulcerações aftosas menores e como adjuvante da higiene oral. British Dental Journal 171, 83-87.

64. Sharma, N.C., Galustians, H.J., Qaqish, J., Charles, C.H., Vincent, J.W. & McGuire, J.A. (2003). Eficácia antiplaca e antigengivite de um elixir bucal de hexetidina. Journal of Clinical Periodontology 30, 590-594.

65. Leikin Jerrold B, Paloucek Frank P. "Chlorhexidine Gluconate", Poisoning and Toxicology Handbook (4ª ed.), Informa: 2008, pp. 183-184.

66. Jenkins S, Addy M, Wade W. "The mechanism of action of chlorhexidine. Um estudo do crescimento da placa bacteriana em inserções de esmalte in-vivo". J Clin.Periodontol 1988;15:415-424.

67. Lang N, Brecx MC. "Chlorhexidine digluconate-an agent for chemical plaque control and prevention of gingival inflammation". Journal of Periodontal Research 1986;21:74- 89.

68. Hjeljord LG, Rolla G, Bonesvoll P. "Chlorhexidine-protein interactions". J

Periodontal Res Suppl 1973;12: 11-16.

69. Gilbert Hiram F. "Molecular and Cellular Aspects of Thiol-Disulfide Exchange" [Aspectos moleculares e celulares da troca tiol-dissulfureto]. Advances in Enzymology and Related Areas of Molecular Biology: 2006, pp. 69-172.ISBN 978-0-470- 12309-6.

70. Jocelyn PC. Biochemistry of the SH Group (Bioquímica do Grupo SH). Londres-Nova Iorque: Académica

Press. 1972; p. 82. ISBN 0-12-385350-8.

71. Helms JA, Della-Fera MA, Mott AE, Frank ME. "Efeitos da clorexidina na perceção do sabor humano ". Arch Oral Biol 1995; 40:913-920.

72. Denton Graham W. "Chlorhexidine". Em Block, Seymour S. Disinfection, Sterilization, and Preservation (5ª ed.). Lippincott Williams & Wilkins. 2000; pp. 321-336. ISBN 9780-683- 30740-5.

73. Gjermo P. Chlorhexidine in dental practice. J Clin Periodontol 1974; 1:143-152.
74.Oppermann RV. Effect of chlorhexidine on acidogenicity of dental plaque invivo. Scand JDent Res 1979; 87:302-308.

74. Loesche WJ. Quimioterapia de infecções da placa dentária. Oral Sci Rev 1976;9:65-107.

75. LImfeld T. Goma de mascar contendo clorexidina: Documentação clínica. SchweizMonatsschr Zahnmed 2006; 116:476-483.

76. Bonesvoll P, Lokken F, Rolla G, Pause PM. Retenção de clorexidina na cavidade oral humana após enxaguamentos bucais. Arch Oral Biol 1974; 19:209-212.

77. Gjermo P, Bonesvoll P, Rolla G. Relação entre o efeito inibidor da placa bacteriana e a retenção de clorexidina na cavidade oral humana. Arch Oral Biol 1974; 19:1031-

1034.

78. Jenkins S, Addy M, Wade W. O mecanismo de ação da clorhexidina: Um estudo do crescimento da placa bacteriana em inserções de esmalte in-vivo. J Clin Periodontol 1988;15:415-424.

79. Kuyyakamond T, Quesnel LB. O mecanismo de ação da clorhexidina. FEMS MicrobiolLett 1992;100:211-215.

80. Rolla G, Melsen B. Sobre o mecanismo de inibição da placa bacteriana pela clorhexidina.

J Dent Res1975:54:57-62.

81. Chawner JA, Gilbert PA. Estudo comparativo das actividades bacterianas e de inibição do crescimento das bisbiguanidas alexidina e clorhexidina. J Appl Bacteriol 1989:66:243252.

82. Addy M. Chlorhexidine compared with other locally delivered antimicrobials: Uma breve revisão.J Clin Periodontol 1986; 13:957-964.

83. Rolla G, Loe H, Schiott CR. A afinidade da clorexidina pela hidroxiapatita e pelas mucinas salivares. J Periodontal Res 1970; 5:90-95.

84. Minhas T, Greenman J. The effects of chlorhexidine on the maximum specific growth rate, biomass and hydrolytic enzyme production of Bacteroides gingivalis grown in continuous culture. Journal of Applied Bacteriology 1989; 67:309-316.

85. Van der Mei HC, Perdok JF, Genet M, Rouxhet PG, Busscher HJ. Adsorção de cloreto de cetilpiridínio na molhabilidade e composição elementar da superfície do esmalte humano. Clin Prev Dent 1990; 12:25-29

86. Flotra L, Gjermo P, Rolla G, Waerhaug J. Um estudo de 4 meses sobre o efeito de colutórios de clorexidina em 50 soldados. Scand J Dent Res 1972; 80:10-17.

87. Faveri, M., Gursky, L.C., Ferres, M., Shibli, J.A., Salvador, S.L. & de Figueiredo, L.C. (2006). Raspagem e alisamento radicular e bochechos de clorexidina no tratamento da periodontite crónica: um ensaio clínico randomizado controlado por placebo. Jornal de Periodontologia Clínica 33, 819-828.

88. Apatzidou, D.A. (2006). Desinfeção total da boca numa fase Tratamento de eleição? Jornal de Periodontologia Clínica 33, 942-943.

89. Francis, J.R., Hunter, B.& Addy, M. (1987a). Uma comparação de três métodos de administração de clorhexidina em crianças deficientes. I. Efeitos na placa bacteriana, gengivite e coloração dos dentes. Jornal de Periodontologia 58, 451-454.

90. Toth, B.B., Martin, J.W. & Fleming, T.J. (1990). Complicações orais associadas à terapia do cancro. Uma experiência do MD Anderson Cancer Center. Journal of Clinical Periodontology 17, 508-515.

91. Hunter, L., Addy, M., Moran, J., Kohut, B., Hovliaras, C. & Newcombe, R. (1994). Um estudo de um enxaguatório bucal pré-escovagem como adjuvante da higiene oral. Journal of Periodontology 65, 762- 765.

92. Carvalho, M.D., Tabchoury, C.M., Cury, J.A., Toledo, S. & Nogueira-Filho, G.R. (2004). Impacto dos enxaguatórios bucais no mau hálito matinal em indivíduos saudáveis. Journal of Clinical Periodontology 31, 85-90.

93. MacFarlane, T.W., Ferguson, M.M. & Mulgrew, C.J. (1984). Bacteremia pós-extração: papel dos anti-sépticos e antibióticos. British Dental Journal 156, 179181

94. Wennstrom, J.L. (1992). Sistemas de irrigação subgengival para o controlo de infecções orais. International Dental Journal 42, 281-285.

95. Addy, M. & Moran, J.M. (1997). Indicações clínicas para a utilização de adjuvantes químicos no controlo da placa bacteriana: formulações de clorexidina. In: Addy, M.

& Moran, J.M., eds. Toothpaste, mouth rinse and other topical remedies in periodontics. Periodontologia2000 15, 52-54.

96. Offenbacher S. Doenças periodontais: patogénese. *Ann Periodontol.* 1996 Nov;1(1):821.

97. Greenwell H. Documento de posição: Diretrizes para a terapia periodontal. *J Periodontol.* 2001 Nov;72(11):1624-8.

98. Reddy MS, Geurs NC, Gunsolley JC. Modulação do hospedeiro periodontal com agentes antiproteinase, anti-inflamatórios e poupadores de osso. Uma revisão sistemática. *Ann Periodontol.* 2003 Dec;8(1):12-37.

99. Birkedal-Hansen H. Role of cytokines and inflammatory mediators in tissue destruction (Papel das citocinas e mediadores inflamatórios na destruição dos tecidos). *JPeriodontal Res.* 1993 Nov;28(6 Pt 2):500-10.

100. cGolub LM, Goodson JM, Lee HM, Vidal AM, McNamara TF, Ramamurthy NS. Tetracyclines inhibit tissue collagenases. Efeitos da ingestão de baixas doses e de sistemas de administração local. *J Periodontol.* 1985 Nov;56(11 Suppl):93-7.

101. Burns FR, Stack MS, Gray RD, Paterson CA. Inibição da colagenase purificada de córneas de coelho queimadas com álcali. *Invest Ophthalmol Vis Sci.* 1989 Jul;30(7):1569-75.

102. Golub LM, Ciancio S, Ramamamurthy NS, Leung M, McNamara TF. Terapia de baixa dose de doxiciclina: efeito na atividade da colagenase do fluido gengival e crevicular em humanos. *JPeriodontalRes.* 1990 Nov;25(6):321-30.

103. DeWitt DL, Meade EA, Smith WL. PGH synthase isoenzyme selectivity: the potential for safer nonsteroidal antiinflammatory drugs. *Am J Med.* 1993 Aug 9;95(2A):40S-4S.

104.Dewhirst FE, Moss DE, Offenbacher S, Goodson JM. Levels of prostaglandin E2, thromboxane, and prostacyclin in periodontal tissues (Níveis de prostaglandina E2, tromboxano e prostaciclina nos tecidos periodontais). *J Periodontal Res.* 1983 Mar;18(2):156-63.

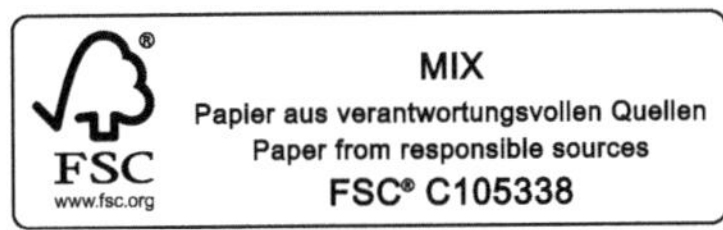

Printed by Books on Demand GmbH, Norderstedt / Germany